高齢者医療ハンドブック

時政孝行 編著

石松　秀・林　篤正 共著

九州大学出版会

はじめに

　高齢者のかかりやすい疾患の代表例は脳卒中です。脳卒中後を4つの病期（急性・亜急性期，回復期，維持期，在宅療養期）に分けた場合，主として回復期から維持期にかかわる組織がリハビリテーション（本書ではリハビリテーションをリハと省略します）を専門とする病院（リハ専門病院）です。脳卒中は高血圧，糖尿病，心房細動などの基礎疾患をベースにして発症しますが，回復期・維持期にはさらに合併症が起こります。したがって，リハ専門病院では基礎疾患と合併症に対するケアが必要になります。合併症には脳卒中後ならではのものから，非特異的なものまで実にさまざまですが，どちらにしても高齢者がかかりやすい疾患が主であると言っても過言ではありません。

　本書は高齢者がかかりやすい疾患を，脳卒中の基礎疾患と合併症という切り口からまとめたものです。さまざまな疾患を網羅するのではなく，代表的な疾患を厳選し，急性期の治療については出来るだけ割愛して回復期・維持期の治療をできるだけ簡潔に，事例と共に紹介する方針で執筆しました。疾患の選択に当たっては最近出版された参考書（『こんなときどうする？　高齢者ケア』2006年，照林社）を参考にしましたので，タイトルは「そのまんま流」に「高齢者医療ハンドブック」としました。主に医家向け，特に研修プログラムとして地域医療を選択された研修医向けのハンドブックですから，病態や治療についての「なぜ

こうなる？」「どうしてこうする？」についても基礎的な知見を紹介しました。

　最後に，編集の段階でお世話になった九州大学出版会編集部長・永山俊二さんと編集部の奥野有希さんに感謝します。

平成 19 年 5 月

編著者

参考にした教科書，参考書
- TEXT 生理学（第 1 版），2001 年，南山堂
- こんなときどうする？　高齢者ケア（第 1 版），2006 年，照林社
- 病気ユニーク事典（第 1 版），2004 年，南山堂
- 生化学ガイドブック（第 2 版），1990 年，南江堂
- 薬理学（改訂第 3 版），2000 年，南江堂
- 脳と神経内科（岩波新書），1996 年，岩波書店
- 神経内科（岩波新書），1998 年，岩波書店
- てんかん学の臨床，1998 年，星和書店

目　　次

はじめに　　　　　　　　　　　　　　　　　　　　　　　i

第1章　高齢者医療　　　　　　　　　　　　　　　　　*1*

1．脳卒中（脳血管障害）／2．高齢者の病態／
3．高齢者がかかりやすい病気・病態

第2章　脳 卒 中　　　　　　　　　　　　　　　　　　*5*

1．どんな病気？／2．回復期・維持期の治療のポイント

第3章　心 房 細 動　　　　　　　　　　　　　　　　*11*

1．どんな病気？／2．回復期・維持期の治療のポイント

第4章　高 血 圧　　　　　　　　　　　　　　　　　*21*

1．どんな病気？／2．回復期・維持期の治療のポイント／
3．主な治療薬と推奨される組み合わせ

第5章　高血圧性心臓病　　　　　　　　　　　　　　*27*

1．どんな病気？／2．回復期・維持期の治療のポイント

第6章　起立性低血圧症　　　　　　　　　　　　　　*30*

1．どんな病気？／2．回復期・維持期の治療のポイント

第7章　痙攣（症候性てんかん）　34

1．どんな病気？／2．回復期・維持期の治療のポイント

第8章　慢性心不全　43

1．どんな病気？／2．回復期・維持期の治療のポイント

第9章　慢性閉塞性肺疾患（COPD）　46

1．どんな病気？／2．回復期・維持期の治療のポイント

第10章　慢性腎不全　49

1．どんな病気？／2．回復期・維持期の治療のポイント

第11章　肝硬変　52

1．どんな病気？／2．回復期・維持期の治療のポイント

第12章　糖尿病　55

1．どんな病気？／2．回復期・維持期の治療のポイント

第13章　パーキンソン病　62

1．どんな病気？／2．回復期・維持期の治療のポイント

第14章　脊椎圧迫骨折　67

1．どんな病気？／2．回復期・維持期の治療のポイント

第15章　麻痺性イレウス　70

1．どんな病気？／2．回復期・維持期の治療のポイント

第16章　下痢　73

1．どんな病気？／2．回復期・維持期の治療のポイント

第 17 章　栄養障害（ミネラル・ビタミン不足）　　　79

1．ミネラル欠乏症／2．回復期・維持期の治療のポイント／
3．ビタミンとは？

第 18 章　血小板減少症　　　90

1．どんな病気？／2．回復期・維持期の治療のポイント

第 19 章　前立腺肥大症　　　94

1．どんな病気？／2．回復期・維持期の治療のポイント

第 20 章　過活動膀胱　　　99

1．どんな病気？／2．回復期・維持期の治療のポイント

資 料 編　　　104

1．ワルファリン／2．アスピリン／3．バルプロ酸の血中濃度
投与比（LD 比）／4．抗てんかん薬を処方した疾患別分類

索　引　　　117

第1章
高齢者医療

1．脳卒中（脳血管障害）

図1は回復期リハ病棟（病床数42）の年間入院患者総数に占める対象疾患の割合をグラフ化したものです。大腿骨頸部骨折の場合の回復期は脳卒中のそれの半分しかありませんので，この調査方法では脳卒中患者数が少し過大評価されていると言えるかもしれませんが，それにしても脳卒中が圧倒的多数派であることが一目瞭然でしょう。脳卒中患者の多くは65歳以上の高齢者で，その大半は75歳以上の後期高齢者です。

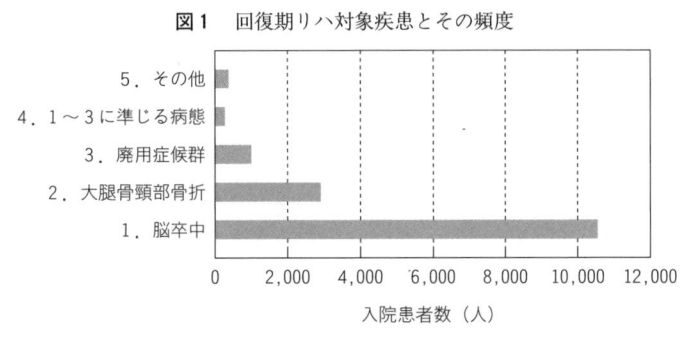

図1　回復期リハ対象疾患とその頻度

患者数は延べ人数です。したがって，1人が180日間入院した場合と，2人が90日間ずつ入院した場合の区別はつきません。

2．高齢者の病態

脳卒中について考える前に，高齢者の病態について考えてみましょう。お年寄りは病気になりやすく，一度病気になるとなかなか治りにくいと言われますが，具体的には以下のようにまとめることができます。

■身体予備力が低下している。
■栄養障害(注1)や脱水症(注2)が起きやすい。
■慢性的，多臓器的になりやすい。
■無症状な場合も多く，症状が出現しても非定型的な場合が多い。
■合併症を起こしやすい。
■免疫力が低下しているので感染症を起こしやすい。
■精神障害，意識障害を起こしやすい。
■薬剤の副作用，特に腎臓からの排泄障害が出やすい。

注1：高齢者の栄養障害が起きやすい理由
■胃腸機能・肝胆膵機能が低下している。
■歯が抜けたり，義歯を入れたりで口腔内での食物輸送能が低下している。
■舌の運動機能が低下し，口腔内での食物輸送能が低下している。
■咀嚼筋や嚥下筋の筋力が低下している。
■嚥下反射の機能低下が起こり，誤嚥しやすい。
■唾液分泌能が低下している。
■味覚が低下している。
■食欲を低下させる薬物を服用している場合がある。
■きちんと歯が磨けない。

注2：高齢者の脱水が起きやすい理由
■体内水分量が低下しているので予備の水分量が少ない。
■腎機能（尿濃縮力）が低下しているので尿量が多い。
■視床下部にある口渇中枢の機能が低下しているので口渇を感じる能力が低下している。

3．高齢者がかかりやすい病気・病態

脳卒中を除いて高齢者がかかりやすい病気・病態の代表例を列挙しました。これらのうち高血圧，糖尿病，高脂血症・高尿酸血症，心房細動は脳卒中の代表的な基礎疾患，それ以外は代表的な合併症と考えて差し支えないと思います。

- 高血圧
- 糖尿病
- 高脂血症・高尿酸血症
- 心房細動
- 虚血性心臓病（狭心症，心筋梗塞）
- 心臓弁膜症（狭窄症，閉鎖不全症）
- 慢性心不全
- 慢性腎不全
- 肝炎・肝硬変
- 麻痺性イレウス
- パーキンソン病[注1]
- 慢性閉塞性肺疾患（COPD）
- 栄養障害（ビタミン不足，ミネラル不足など）
- 前立腺肥大症
- 過活動膀胱
- 脊椎圧迫骨折（骨粗鬆症）
- 大腿骨頸部骨折
- 感染症（呼吸器系，尿路系）
- 情緒不安（抑うつ）
- 認知症

■下痢と便秘(注2)

注1：多系統萎縮症
基底核から脊髄までの多系統に及ぶ多彩な神経変性疾患（具体的にはオリーブ橋小脳変性症，線状体黒質変性症，Shy-Drager症候群）をまとめた病名が多系統萎縮症です。パーキンソン病とは非常に近い疾患単位です。

注2：高齢者の下痢と便秘
療養病棟入院患者の大半は便秘傾向です。これは加齢による腸管機能の低下がベースにあり，それに2つのストレス（病気と入院）が加わるためと考えられます。下痢は便秘に比べるとはるかに低頻度ですが，療養生活の妨げ，褥瘡の危険因子という観点からは便秘より深刻です。

第2章
脳卒中

1. どんな病気？

■脳梗塞と脳出血（脳内出血・くも膜下出血）に大別されます。単に脳出血と言った場合は脳内出血を意味します。最近のトレンドとしては脳出血の激減が挙げられます。

■基礎疾患と合併症は多彩です（表1）。

■脳動脈が詰まり一時的に脳の局所症状が出現する病態を一過性脳虚血発作と呼びます。脳梗塞の前触れと考えられますが、後遺症を残さないことが特徴です。発作の頻度は1日数回から年1回程度までバラバラです。

■脳卒中の範疇には入りませんが、脳の血管が破れ脳硬膜とくも膜の間に出血した病態を硬膜下血腫と呼びます。ほとんどは外傷性（転倒、転落、交通事故など）です。

■頭部外傷によって脳が損傷された病態を脳挫傷と呼びますが、くも膜下出血や硬膜下血腫を合併するケースが稀ではありません。

■脳卒中や脳挫傷ではさまざまな後遺症が残ります（表2）。

表1 主な基礎疾患と合併症

循 環	心房細動,高血圧,心不全,慢性腎不全,貧血（腎性）
呼 吸	上気道炎,肺炎（誤嚥性肺炎）,慢性閉塞性肺疾患,インフルエンザ,肺癌,結核
消 化	イレウス,腸炎,肝炎,肝硬変,肝細胞癌,大腸癌
造 血	貧血（鉄欠乏性）,血友病,多発性骨髄腫
代 謝	糖尿病,高脂血症,高尿酸血症,甲状腺機能亢進症,甲状腺機能低下症,慢性関節リウマチ,骨粗鬆症,骨軟化症
神 経	脳腫瘍,多発性硬化症,症候性てんかん,硬膜下血腫,認知症（痴呆）,情緒不安定（抑うつ）,パーキンソン病・多系統萎縮症,起立性低血圧
排 泄	前立腺肥大症,神経因性膀胱,過活動膀胱,膀胱炎（尿路感染症）,膀胱癌
皮 膚	褥瘡,天疱瘡,蕁麻疹,蜂巣炎,真菌症,疥癬
骨 格	大腿骨頸部骨折,脊椎圧迫骨折,変形性脊椎症,脊椎側湾症
その他	長期臥床に伴う廃用症候群（筋力低下,関節拘縮など）,栄養障害（ビタミンやミネラルの不足など）,医原性疾患（薬疹,肝機能障害,腎機能障害,血小板減少など）

表2 主な後遺症

意識障害,片麻痺〜四肢麻痺（運動麻痺や知覚麻痺）,運動失調症（千鳥足歩行など）,失語症（話せない,話せるが意味不明など）,構音障害（流暢に話せない）,嚥下障害,神経因性膀胱（頻尿など）,膀胱直腸障害（便秘など）,自律神経失調症（発汗障害など）,情緒不安（うつ症状）,高次脳機能障害（失認,失行,意欲低下など）,認知症（痴呆症）,パーキンソン症候群

2. 回復期・維持期の治療のポイント

■回復期・維持期ではリハと移行して脳卒中の再発防止に努めますが,障害受容に対する総合的なケアも非常に重要です。

■基礎疾患の代表例は心房細動,高血圧,糖尿病など,合併症の代表例

は嚥下障害による誤嚥性肺炎や神経因性膀胱による膀胱炎を含めて呼吸器系や尿路系の感染症，および転倒・転落による大腿骨頸部骨折です。

■急性期での脳外科的手術の有無がその後の経過，特に症候性てんかんの出現に影響します。くも膜下出血のため開頭血腫除去術を受けた症例などでは，予防的な抗てんかん薬投与が稀ではありません。

ケース1　脳梗塞に合併した腎不全と心不全

患者は小脳梗塞既往歴のある78歳男性で，リハ専門病院を利用しながら約10年間在宅療養していた。基礎疾患は高血圧と高尿酸血症だが，療養中に高血圧治療薬（Ca拮抗薬，ACE阻害剤）によると考えられる腎機能障害を起こした。約3年前から血清クレアチニン値が2 mg/dlを超え始め，その後は徐々に腎機能が低下したため経過観察されていた。約6週間前に腎不全が急性増悪（血清クレアチニン値が4.5 mg/dl，血清カリウム値が5.3 mEq，ヘモグロビン値が6.9 g/dl）したため入院[注]したが，経過中に心不全（呼吸困難，胸水貯留など）を合併した（図1）。

図1　胸水の経過

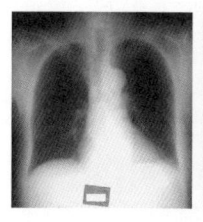

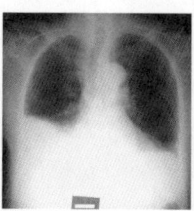

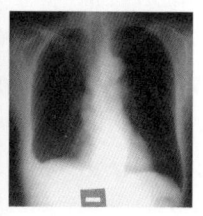

左から，入院時，6週間後，さらに9日後の胸部X線写真（全て立位）。
治療の主体は利尿，貧血改善，電解質補正，解毒。

注：最初は一般病棟に入院。貧血治療に使用したエリスロポエチン製剤が充分に効果を発揮したのを確認してから療養病棟に移動。最終的には約13ヵ月間の加療後に在宅療養を再開した。

ケース2　脳梗塞に合併した大腿骨頸部骨折と大腸癌

患者（83歳女性）は約12年前に心房細動を基礎疾患とした脳梗塞（右片麻痺，失語症）を起こし，急性期加療後にリハ専門病院に転院した。転院5日目に病室で転倒し麻痺側(注)の大腿骨頸部を骨折した。整形外科病院で骨接合術を受けた後でリハ専門病院に再入院し，脳梗塞後リハに加えて骨折後リハを行った。約4年前に大腸癌を合併し専門病院で手術を受けたが，大腸癌の再発を繰り返し死亡した。主治医が貧血（ヘモグロビン値 7.1 g/dl）に気づき，外科病院に紹介したところ大腸癌が見つかったわけだが，そう言えば，検査の1ヵ月位前から何となく元気がなくなっていた。

注：脳梗塞後の片麻痺患者は麻痺側に転倒しやすいため麻痺側の大腿骨頸部を骨折しやすい。

ケース3　脳梗塞後の障害受容

患者は61歳男性（職業は運転手）で，脳幹部梗塞後遺症（右麻痺，構音障害，排尿障害）に対する回復期リハ目的で入院した。受傷前は相当な亭主関白だった（家族談）。キーパーソンは妻。回復期リハ開始直後は受傷後の精神的ショックが強く，抑うつ傾向，食事拒否，リハ拒否，オムツ拒否，看護・介護拒否などが認められた。3ヵ月後には一部介助で杖歩行できるようになり，病棟スタッフと比較的スムースに意思疎通し始めたが，障害受容はまだまだ不充分だった。排泄に関しても，転倒リスクが高いため，昼間はスタッフがトイレまで同行していたが，しばしばスタッフに黙ってトイレを使用し転倒した。幸いに大腿骨頸部は骨折しなかった。この時点で家族はリハ継続を強く希望したが，本人の帰

宅願望が強く、最終的には妻が根負けし、介護保険を利用した在宅療養に同意した。自宅近くの病院に在宅主治医を依頼した。

ケース4　ADL^(注) 経過

脳卒中後のリハでは診療情報提供書を参考にしながら入院時評価を行い、さらにリハ総合計画書や看護・ケアプランを作成する。評価項目は、1) 寝たきり度と痴呆度、2) 長谷川式簡易痴呆度判定試験 (HDS-R)、3) Barthel Index による ADL 評価、4) Brunnstrom 分類による麻痺の回復段階、など多岐にわたる。Barthel Index を用いて ADL を客観的に評価した場合、患者本人や患者家族にとっての最大関心事である排泄については、排泄点 (20点満点) は総得点 (100点満点) とはきれいに相関する。総得点が80点を超すころに排泄が自立するケースが多いようである (図2)。総得点の経過は症例により千差万別だが、以下に紹介する4例 (図3) のいずれかに近い経過を示す。症例A (○)

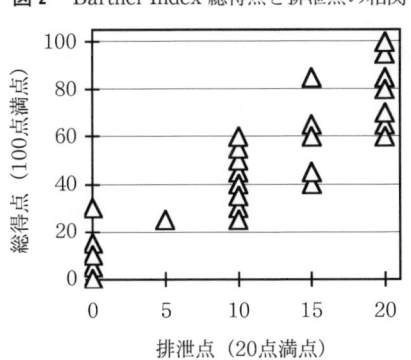

図2 Barthel Index 総得点と排泄点の相関

療養型病棟に入院中の52名を対象にした実態調査結果。排泄点20点の14症例のうち、3例のみが総得点70点以下だった。満点は5例。これに対し、排泄点0点の19症例のうち、総得点10点以上は5例に過ぎなかった。0点は10例。
出典：中島洋子編著『こんなときどうする？　高齢者ケア』2006年、照林社、p. 281

図3 Barthel Index の経過

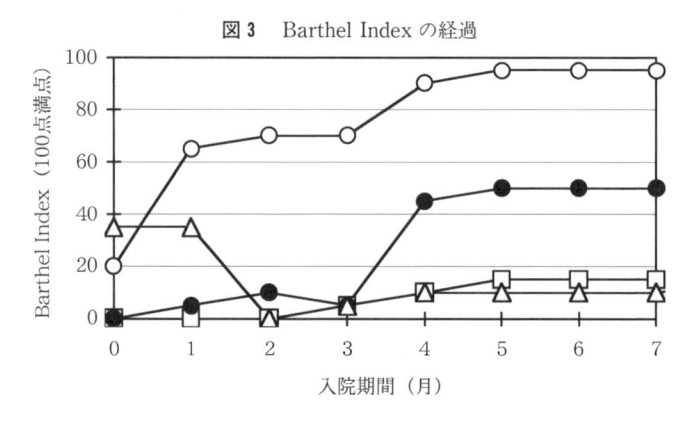

縦軸はBarthel Indexの総得点（100点満点），横軸は入院期間（月）を表す。回復期リハ（6ヵ月間）が終わった後の1ヵ月間は療養病棟でのリハ継続。

は脳出血後の例で，順調にADLをアップさせた。症例B（●）は小脳梗塞後の例で，ADLを途中から急にアップさせたが，50点前後でプラトーに達した。寝たきり度ではB群に相当する。症例C（□）と症例D（△）は脳梗塞後の例である。症例CはなかなかADLがアップしなかった例。症例Dは回復期リハ開始時には総得点が35点あったが，脳梗塞を再発したためにADLが一挙に低下しその後の経過が思わしくなかった例。

注：ADLとはActivities of Daily Livingの略で，日常生活動作（または，日常生活行為）と訳す。食事，排泄，整容，入浴，移動など日常生活を送るために必要な基本動作をさす。

第3章
心房細動

1．どんな病気？

■高齢者では最も頻度の高い不整脈です。絶対性不整脈と呼ばれる通り，脈と脈の間隔は全くデタラメです。これは心房のあちこちで発生した興奮が房室結節を at random に興奮させてしまうからです。心房興奮の頻度は 350 - 600/min とされています。

■高齢者では，心房細動を指摘されたときには既に慢性化している症例が圧倒的多数派です。

■心房内に血栓が出来やすく，この血栓が脳梗塞の原因になります（心原性梗塞）。

■心房興奮が房室結節を通過する頻度が増し，頻拍になった状態を頻拍性心房細動（rapid af）と呼びます。心拍数が 170 を超えると心臓のポンプ機能はガクンと低下し，心不全症状（易疲労感や息切れ）が出現します。

■心房細動を生じやすい三大疾患：高血圧，基礎的心疾患（弁膜症，虚血性心臓病，心筋症など），甲状腺機能亢進症。

2．回復期・維持期の治療のポイント

■治療方針はリズムコントロール（心房細動の洞調律への復帰，除細動）とレートコントロール（心拍数のコントロール）に大別されます。

■リズムコントロールでは Na チャネル阻害薬（具体的には Vaughan Williams 分類クラス I 群の抗不整脈薬）が，レートコントロールではジギタリスが主役になります。

■慢性心房細動（特に高齢者の場合）はレートコントロールするのが一般的です。

■頻脈になった場合は心拍数を下げるためにジギタリスを投与します（ジギタリゼーション）。医療圏の基幹病院では一般的な急速ジギタリゼーションは，リハ専門病院や療養型医療機関では避けるのも選択肢の 1 つです。最初からジギタリス製剤を経口投与します。

■脳梗塞を予防するために抗血栓薬を処方します。第 1 選択は抗凝固薬ワルファリン（商品名ワーファリンなど）ですが，抗血小板薬を選択する場合もあります。

■多数の抗血小板薬が開発されています（表 1）。最も多用されるのはアスピリン（商品名バイアスピリンなど）とチクロピジン（商品名パナルジンなど）です。

■抗凝固薬と抗血小板薬のどちらを選択しても定期的に薬効を判定し用量・用法を微調整します。ワルファリンの薬効判定には INR (International Normalized Ratio)，抗血小板薬の薬効判定には血小板凝集能を用います。

■抗血栓薬（抗凝固薬・抗血小板薬）を内服している患者は鼻粘膜や歯茎からの出血が止まりにくいので，鼻を強くかまない，歯磨きをソフ

表1 抗血小板薬の作用別分類

分類	薬理作用		薬物（商品名）
作用受容体刺激薬	トロンビン受容体遮断薬		アルガトロバン（スロンノン，ノバスタン）
	α受容体遮断薬		イフェンプロジル（セロクラール）
	セロトニン拮抗薬		サルポグレラート（アンプラーグ）
	フィブリノゲン受容体拮抗薬		チクロピジン（パナルジン）
刺激伝達系作用薬	PG代謝系阻害薬	COX阻害薬	アスピリン（バイアスピリン，小児用バファリンなど）
		ホスホリパーゼ阻害薬	ジラゼプ（コメリアン）
		TXA2合成酵素阻害薬	オザグレル（カタクロット，ドメナン，ベガ，キサンボン）
		EPA	イコサペント酸（エパデール）
	cAMP代謝関与薬	AC活性化薬	ベラプロストNa（ドルナー，プロサイリン） リマプロストαデックス（プロレナール，オパルモン） アルプロスタジル（パルクス，リプル） アルプロスタジルαデックス（プロスタンディン）
		PDE阻害薬	ジピリダモール（ペルサンチン，アンギナール） シロスタゾール（プレタール）
Ca代謝作用薬	Ca拮抗薬		アムロジピン（ノルバスク）など多数
	カルモデュリン阻害薬		クロルプロマジン，イミプラミンなど

現在薬価収載されている抗血小板薬はその殆どが血小板凝集を抑制するもので，止血・血栓形成の初期の段階である血小板粘着を抑制するものではありません。

略語
PG　　プロスタグランジン
COX　シクロオキシゲナーゼ
TXA　トロンボキサンA
EPA　イコサペント酸
AC　　アデニレートシクラーゼ
PDE　フォスフォジエステラーゼ

トにする，鬚剃りには電気カミソリを使用するなど日常生活上の注意が必要です。
■患者が小手術（抜歯，歯石除去，胃瘻造設・交換，褥瘡デブリなど）を受ける場合には，必ず抗血栓薬の減量・中止計画を立てます。
■抗血栓薬の飲み忘れや与薬忘れは非常に危険です。数日分のまとめ飲みは禁忌です。
■患者が自己判断で抗血栓薬の内服を中止する可能性もあります。
■認知症の患者に抗血栓薬を処方した場合，内服の有無を必ず家族に確認しましょう。

コラム　医師が承知しておくべきワルファリンの薬物動態
ワルファリン効果発現の速さはビタミンK依存性凝固因子のクリアランスにより決定されます。つまり決定因子は血中半減期です。因子の中ではⅦ因子の半減期が最短（数時間），Ⅱ因子のそれが最長（数日）なので，ワルファリン開始後最初の数日間はINR値が治療域に達していても，実際にはプロトロンビンが治療域まで低下しているわけではありません。つまり「出血すれども抗血栓効果なし」の状態が生じる危険性を医師は承知しておかなければなりません。

ケース1　手術を勧められて躊躇っていると……

患者は64歳男性で，リウマチ性心臓病（大動脈弁閉鎖不全症，僧帽弁狭窄症，心房細動）と慢性心不全のために地域の基幹病院に通院していた。心原性脳梗塞予防のため抗凝固療法（ワーファリン，1-3 mg/日）を受けていた。主治医から手術を勧められていたが，躊躇っているうちに脳梗塞を起こし，2週間後に動脈閉塞症を合併した。後遺症として左片麻痺と構音障害が残った。その後リハ専門病院に転院したが，リハ病院担当医からはバイアスピリン（100 mg/日）を追加処方された。退院までの約8ヵ月間，INR値は1.47から2.44の間で経過した。血小板

凝集能検査（ワーファリン 3 mg，バイアスピリン 100 mg内服下）を実施したが，凝集刺激薬がコラーゲン（2 μg/ml）の場合が 11 %，アドレナリン（2 μg/ml）の場合が 35 %だった。

ケース 2　お薬を飲んだとおっしゃっているが実は……

患者は 77 歳男性で，脳梗塞後リハ目的での入院歴があった。退院時まではアスピリン（商品名バイアスピリン，100 mg/日）を処方されていた。約 2 年後に急性腸炎を起こし同じ病院に入院したが入院時に血小板凝集能を調べたところ正常だった（表2）。つまり，在宅療養中にバイアスピリンを服用していなかった疑いが生じた。本人に問いただすと確かに飲んでいるとのことだったが，家族に問い合わせると自室内から数ヵ月分以上のバイアスピリンがみつかった。

表2　バイアスピリン内服中断の影響

検査日	凝集刺激薬1	凝集刺激薬2	抗血小板薬
前回入院時	0	24	バイアスピリン 100 mg
今回入院時	97	100	バイアスピリン服用なし
約 1 ヵ月後	15	41	バイアスピリン 100 mg

凝集刺激薬1はコラーゲン（2 μg/ml），凝集刺激薬2はアドレナリン（2 μg/ml）。両検査とも正常値は 65 %以上である。入院後の検査結果にアスピリンの効果がハッキリと認められるため，入院前の少なくとも数ヵ月間はバイアスピリンを内服していなかったと結論される。

ケース 3　胃瘻交換に備えたワルファリンの減量・中止

ワルファリンは外科的処置の 5-7 日前に減量・中止するのが一般的である。症例は脳梗塞後リハ目的でN病院に入院中の 75 歳女性。リウマチ性心臓病（人工僧帽弁置換術後，心房細動）が基礎にありワーファリン（1.75 mg/日）を処方されていた。胃瘻交換が必要になったために，主治医が，K病院内視鏡センターを予約してから，減量スケジュールを作成した。予定では当日朝出発して午後帰院。血小板数は約 16 万/μl。

図1　INRの経過

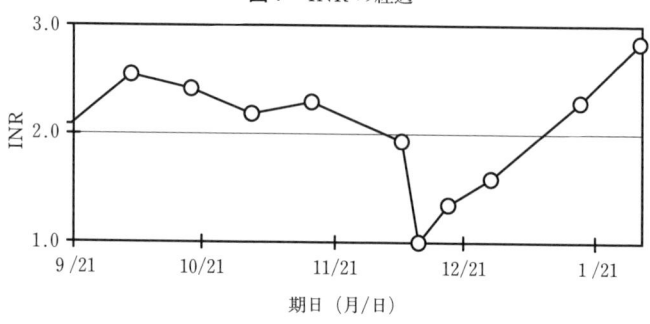

胃瘻交換当日にINRが1.0になるように計画。

減量・中止計画

5日前　ワーファリン中止スタート。

当日　朝INR測定後K病院に移動。午前中に胃瘻交換，午後2時ごろN病院に帰院。

翌日　朝ワーファリンの内服再開。

ケース4　抜歯に備えたアスピリンの減量・中止

アスピリンは手術の10-14日前に減量・中止するのが一般的である[注]。Tさんは脳梗塞後リハ目的で入院した87歳女性。合併症は大動脈閉鎖不全症，心房細動，頸動脈狭窄症。アスピリン（商品名バイアスピリン，100 mg/日）を処方されていたが，抜歯が必要になった。主治医はY歯科に往診を依頼すると同時に減量スケジュール案を作成しカルテ記載した。2日後にY歯科から抜歯日を決めてほしい旨の連絡があったので，歯科サイドで決めてほしい旨の診療情報提供書（減量スケジュール原案を添付）を作成した。抜歯予定日が決まったので減量・中止計画を実行した。抜歯後直ちにバイアスピリンを再開する予定だった。血小板数は正常範囲内（26万/μl前後）で経過した。

表3 バイアスピリン内服中断の影響

検査日	凝集刺激薬1	凝集刺激薬2	抗血小板薬
抜歯2ヵ月前	75	95	ワーファリン
抜歯3日前	1	14	バイアスピリン中止して7日目
抜歯当日	31	59	バイアスピリン中止して10日目
2週間後	3	26	バイアスピリン100 mg

凝集刺激薬1はコラーゲン（2 μg/ml），凝集刺激薬2はアドレナリン（2 μg/ml）。両検査とも正常値は65％以上。この患者に対しては当初はワーファリンを処方していたが，INR値のばらつきが大きくてワーファリンの用量管理が困難で，さらに高齢である点も考慮して，バイアスピリンに変更した。

病歴・薬歴など

抜歯9日前　バイアスピリン中止。

抜歯3日前　血小板凝集能検査。

当日朝　　　朝のバイアスピリンは中止。

当日午後　　予定通り抜歯。抜歯後，歯科医の同意を得てバイアスピリン再開。

2週間後　　血小板凝集能検査。

注：アスピリンを外科的処置の7-14日前から中止する理由
アスピリンの抗血小板効果は，阻害された血小板が循環系から消失するまで，つまり，血小板の寿命が尽きるまで持続する。正確に言えば，阻害された血小板と正常血小板の比率がある値に達するまで持続する。この値を測定した研究報告はない。しかし，血小板の寿命はアイソトープを用いて測定されており，報告により僅かな差はあるが，概ね10日間とされている。この10日間がアスピリンを中断する際の最も重要な目安となる。

コラム　頻脈発作と徐脈発作

頻脈発作
回復期・維持期病棟で遭遇する頻脈発作の大部分は洞性頻脈です。しかし，頻脈性心房細動と発作性上室性頻拍症（PSVT）との鑑別が必要で，

発作時心電図にP波があれば洞性頻脈です（図1）。頻脈性心房細動とPSVTとの鑑別には発作前の心電図波形が役立ちます。発作前に細動波があれば心房細動，発作前にはP波があり発作時にP波がなければPSVTです（図2）。PSVTでは心拍数が130以上のケースも決して稀ではありませんが，心拍数が120以上の洞性頻脈はまず起こらないことも鑑別に役立ちます。典型的なPSVTは始まりと終わりが突然で，患者はしばしば何時何分に始まったとか，何時何分に終わったなどと記憶していますが，これはあくまで意識障害や認知症がない場合の話です。

洞性頻脈発作は原則的には薬物治療の対象外です。発作が長引いて胸部不快感や不安感がある場合には抗不安薬を投与します。持続性の頻脈性心房細動はジギタリス製剤の投与〜増量の対象です。PSVTの薬物療法にはATP，或いはカルシウム拮抗薬を選択します。第1選択薬はATP（通常はワンショットで一気に静注します）だとされていますが，数秒間，或いはそれ以上の洞停止が起こるため，専門病院以外ではATPの使用を避ける方が賢明かもしれません。

図1　洞性頻脈

患者は脳出血後療養中の87歳女性。上気道炎を起こして発熱した際のモニター波形です。心電図Ⅱ誘導に相当する波形で心拍数は約120 bpm。

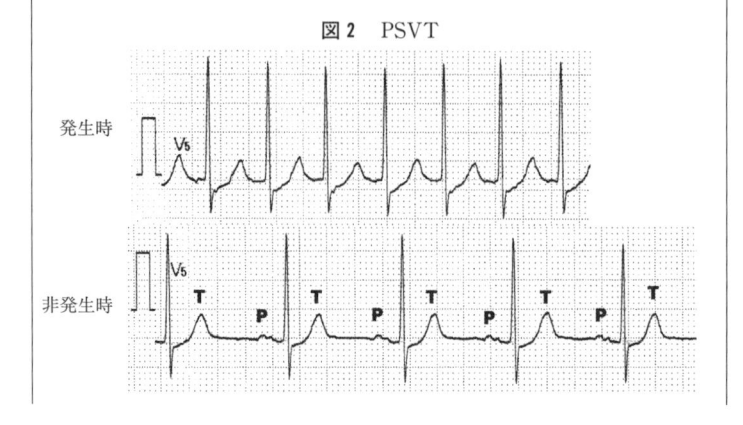

図2　PSVT

心電図 V 5 波形。心拍数は発作時 160 bpm，非発作時 70 bpm で非発作時には P 波がありますが，発作時にはありません。発作時には ST が低下しています（頻脈性 ST 低下）。症例は多発性脳梗塞と骨折治療後のリハ目的で入院しましたが，入院初日に PSVT を起こしました。

PSVT に対するカルシウム拮抗薬の使用例
上記症例に対するワソラン（一般名ベラパミール）の使用例です。入院 2 日前から最大心拍数 160 の頻脈発作を繰り返したため，当日はモニター監視に加えて血管確保も受けていました。夕食後に心拍数 140 前後の頻脈発作（図 3 上段）が出現したためワソラン（5 mg を生理食塩水 20 ml で希釈）を 6 分間かけて静注しました。静注が終了して 3 分後に突然，正常洞調律（心拍数 60，血圧 120/78 mmHg）に戻りました。

図3　ベラパミールによる PSVT の治療例

ワソラン静注前（HR 144）

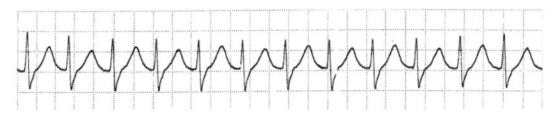

ワソラン静注後（HR 120 から 60 へ急変）

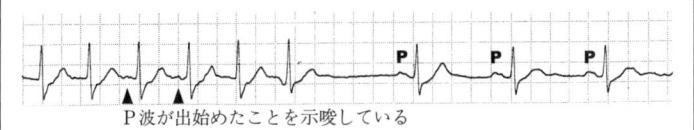

▲ P 波が出始めたことを示唆している

徐脈発作
回復期・維持期病棟で遭遇する徐脈も大部分は洞性ですが，注意が必要な病態がいくつかあります。まず心拍出量低下による中枢神経症状（めまい，Adams-Stokes 発作）や全身症状（心不全症状：易疲労感，息切れ）が頻発する場合には完全房室ブロック（図 4）や洞機能不全症候群が考えられます。24 時間心電図検査などが行えない環境では，ペースメーカー適応の検討まで含めて専門病院に紹介すべきです。ジギタリス製剤を投与中の症例が徐脈傾向を示す場合，特に食欲不振などの症状や期外収縮の頻発などを伴う場合にはジギタリス中毒の可能性があります。血中濃度を測って，ジギタリス製剤の減量・中止を検討すべきです。

図4　完全房室ブロック

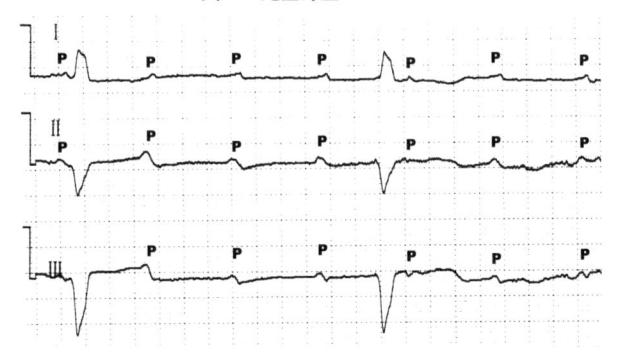

患者は64歳男性で1ヵ月前に急性呼吸不全を起こして医療圏の基幹病院で急性期加療し，その後のリハと在宅調整目的でリハ専門病院に転院後に徐脈発作を起こしました。完全左脚ブロックを伴っていたため前医に紹介しました。精密検査の結果，ペースメーカーの適応と診断されました。

第4章
高 血 圧

1．どんな病気？

■高血圧は心臓病のきわめて重要なリスクファクターで，放置すると動脈硬化を生じます。

■高血圧は，もし糖尿病，高脂血症，肥満などを合併すれば，動脈硬化を加速させます。

■リハ専門病院，あるいは療養型病院で療養中の高齢者では，症例のほとんどが本態性高血圧です。

2．回復期・維持期の治療のポイント

■ガイドライン（図1）に沿って治療方針を立てます。

■治療薬（表1）の中から作用が確実・緩徐で，副作用の少ないものを選びます。

■効果不十分な場合は単独で最大量まで増量せず，多薬を併用します。

■併用時には作用機序の異なる薬を組み合わせて副作用の軽減を図ります。

■安定した目標値が得られたら減量・中止を検討しましょう。

■単薬療法で収縮期血圧 120 mmHg 以下になる場合には減量・中止の対

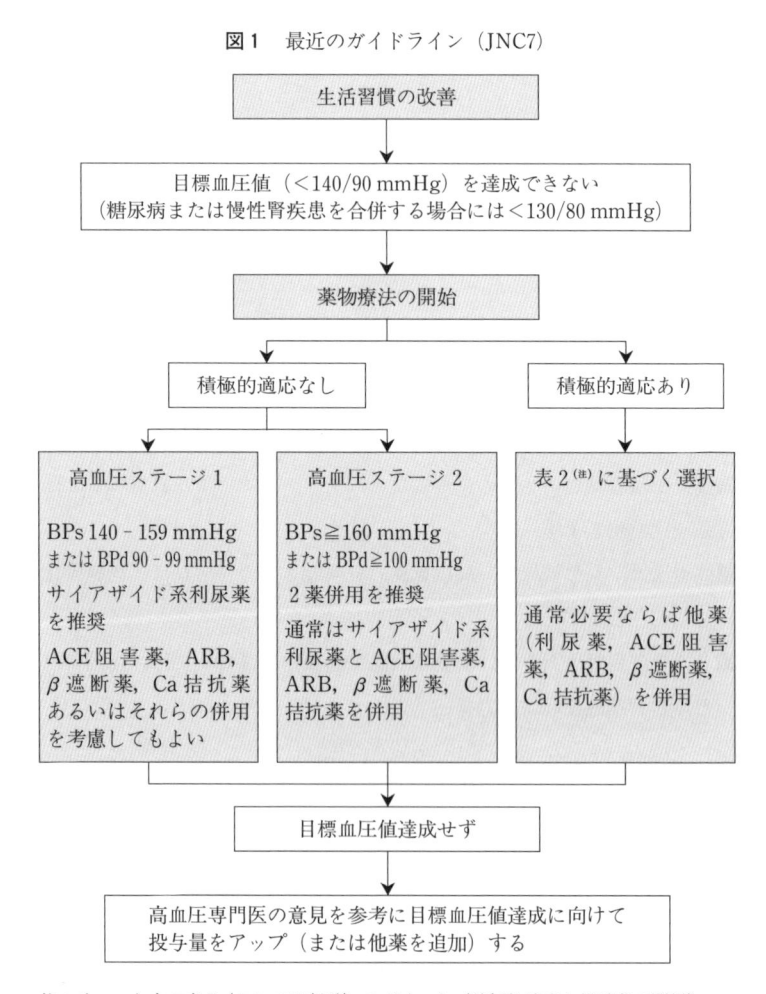

図1　最近のガイドライン（JNC7）

```
┌─────────────────────┐
│    生活習慣の改善    │
└─────────────────────┘
           │
           ▼
┌───────────────────────────────────────────┐
│ 目標血圧値（<140/90 mmHg）を達成できない │
│ （糖尿病または慢性腎疾患を合併する場合には<130/80 mmHg） │
└───────────────────────────────────────────┘
           │
           ▼
┌─────────────────────┐
│    薬物療法の開始    │
└─────────────────────┘
       ／        ＼
  積極的適応なし    積極的適応あり
```

高血圧ステージ1

BPs 140-159 mmHg
または BPd 90-99 mmHg

サイアザイド系利尿薬を推奨

ACE阻害薬，ARB，β遮断薬，Ca拮抗薬あるいはそれらの併用を考慮してもよい

高血圧ステージ2

BPs≧160 mmHg
または BPd≧100 mmHg

2薬併用を推奨

通常はサイアザイド系利尿薬とACE阻害薬，ARB，β遮断薬，Ca拮抗薬を併用

表2(注)に基づく選択

通常必要ならば他薬（利尿薬，ACE阻害薬，ARB，β遮断薬，Ca拮抗薬）を併用

↓

目標血圧値達成せず

↓

高血圧専門医の意見を参考に目標血圧値達成に向けて投与量をアップ（または他薬を追加）する

注：チャート中の表2（ここでは割愛）のポイント（積極的適応と推奨薬の関係）
- ■脳卒中の再発予防　　利尿薬とACE阻害薬
- ■慢性腎疾患　　　　　ACE阻害薬とARB
- ■糖尿病　　　　　　　すべての薬を推奨できる
- ■冠動脈疾患のリスク　ARB以外
- ■心筋梗塞後　　　　　β遮断薬，ACE阻害薬
- ■心不全　　　　　　　Ca拮抗薬以外

表1 高血圧治療薬

分類名	主な作用	一般名（代表的な商品名）	主な副作用
利尿薬	尿量増大	トリクロルメチアジド（フルイトラン） フロセミド（ラシックス） アゾセミド（ダイヤモックス） スピロノラクトン（アルダクトンA）	・血栓症
カルシウム拮抗薬	血管拡張	ニフェジピン（アダラート） ニカルジピン（ペルジピン） ジルチアゼム（ヘルベッサー） アムロジピン（ノルバスク） ニトレンジピン（バイロテンシン）	・便秘 ・歯肉肥厚
α受容体遮断薬	血管拡張	プラゾシン（ミニプレス） ドキサゾシン（カルデナリン） テラゾシン（バソメット） ウラピジル（エブランチル）	・起立性低血圧
ACE阻害薬	血管拡張	カプトプリル（カプトリル） エナラプリル（レニベース） イミダプリル（タナトリル）	・咳 ・喉の違和感
ARB（AT II受容体阻害薬）	血管拡張	バルサルタン（ディオバン） ロサルタン（ニューロタン） カンデサルタン（ブロプレス） テルミサルタン（ミカルディス）	
β受容体遮断薬	心臓抑制	アテノロール（テノーミン） ベタキソロール（ケルロング）	・倦怠感 ・インポテンツ

推奨される組み合わせ
■ Ca拮抗薬とACE阻害薬（またはARB）
■ ジヒドロピリジン系Ca拮抗薬とβ遮断薬
■ ACE阻害薬（またはARB）と利尿薬
■ α遮断薬とβ遮断薬
■ 利尿薬とβ遮断薬

象です。

3．主な治療薬と推奨される組み合わせ

主な高血圧治療薬（降圧剤）

治療薬は大きく分けて以下の6種類に分かれます。レニン・アンギオテンシン系（RAS）の2剤，カテコラミン受容体関連の2剤，カルシウム拮抗薬，利尿薬ですが，利尿薬は，作用機序の違いによりさらにトリクロルメチアジド類（いわゆるサイアザイド系），フロセミド・アゾセミド類（いわゆるループ系），スピロノラクトン類（いわゆるK保持系）の3種類に分かれます。

治療薬を選択する場合の禁忌と一般的注意点（表2）

■禁忌1：痛風と利尿薬トリクロルメチアジド。

■禁忌2：慢性閉塞性肺疾患とβ受容体遮断薬。

■禁忌3：閉塞性動脈硬化症とβ受容体遮断薬。

■禁忌4：虚血性心臓病でも冠動脈攣縮性にはβ受容体遮断薬は禁忌。

■禁忌5：高K血症と利尿薬スピロノラクトン。

■脳梗塞と脳出血慢性期に対して利尿薬を使用する際には脱水に注意。

■血清クレアチニン値2 mg/dl以上の腎不全に対するACEIの使用は慎重に。

■腎不全に対する利尿薬第1選択はループ系のフロセミド・アゾセミド。

■骨粗鬆症を合併している場合の第1選択はサイアザイド系のトリクロルメチアジド。

■前立腺肥大を合併している場合の第1選択はα受容体遮断薬だが，起立性低血圧に注意。

表2 合併症を有する高齢者高血圧に対する第1選択（●印）

合併症	CCB	ACEI ARB	利尿薬	βRB	αRB	備考
脳梗塞（慢性期）	●	●	●			略語
脳出血（慢性期）	●	●	●			CCB：Ca拮抗薬
虚血性心臓病	●	●		●(注)		ACEI：ACE阻害薬
心不全		●	●			ARB：angiotensin Ⅱ受容体遮断薬
腎障害	●	●				βRB：β遮断薬
糖尿病	●	●				αRB：α遮断薬
高脂血症	●	●			●	注：p.24禁忌4参照
痛風	●	●	禁忌			
慢性閉塞性肺疾患	●			禁忌		
閉塞性動脈硬化症	●	●		禁忌		
骨粗鬆症			●			
前立腺肥大					●	

ケース1　Ca拮抗薬とACE阻害薬の併用

患者はくも膜下出血後の75歳女性で，約3ヵ月間の急性期加療後に回復期リハ目的で入院。急性期に左前交通動脈動脈瘤クリッピング術と正常圧水頭症に対するシャント術を受けていた。初診時の収縮期血圧は約120 mmHgで，コントロール良好状態だった。約10日間分のジヒドロピリジン系Ca拮抗薬マニジピン（商品名カルスロット，用量用法は20 mg錠朝1錠）を持参した。回復期リハを開始したところ，運動量が増えたせいか，血圧がグングン上がり始め，ARB（商品名ディオバン，80 mg錠朝1錠）に変更して約6週間経過観察したが，収縮期血圧が160‐180 mmHg（拡張期血圧は90‐100 mmHg）に達したため，ACE阻害

図2 血圧トレンド

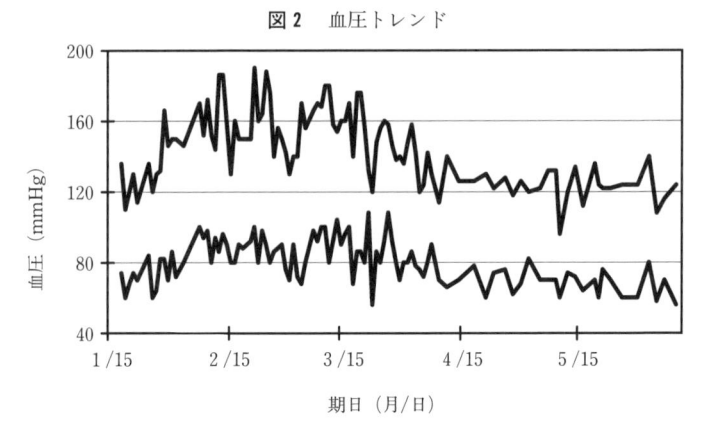

縦軸が血圧，横軸が期日（入院日は1/15）。

薬（商品名レニベース），少し遅れてジヒドロピリジン系Ca拮抗薬ニトレンジピン（商品名バイロテンシン，10 mg錠朝1錠）を併用したところ徐々に降圧効果が現れた。

病歴・薬歴など

1/15 入院（カルスロット持参）。

1/24 ディオバンに変更。

3/8 レニベース（5 mg/日）に変更。

3/21 バイロテンシン（10 mg/日）を追加処方。

7/8 バイロテンシンをニバジール（2 mg/日）に変更。

8/1 退院。

第5章
高血圧性心臓病

1．どんな病気？

■末梢血管抵抗が増大すると左心室が収縮力を増してそれに打ち勝って血液を拍出します。しかし，高血圧が持続すると最後には心臓のポンプ機能が低下してしまいます。

■この病態を高血圧性心臓病と総称します。

■身体各所に鬱血(うっけつ)が生じます。

■胸部X線検査では心陰影の拡大を認めます。

■心電図異常（陰性T波を伴うST低下，不整脈など）を認めます。

2．回復期・維持期の治療のポイント

■降圧剤を用いて血圧を正常化させます。

■鬱血を解消するため利尿を図ります。

ケース1　高血圧性心臓病の治療

患者は76歳女性で，4-5日前からの労作性呼吸困難を主訴として外来受診。高血圧（随時血圧250/110 mmHg），心電図検査で洞性頻脈（心拍数102 bpm，APC多発，VPC散発），胸部X線検査で心陰影拡大と

胸水貯留を認めた。高血圧性心臓病（心不全）と診断し入院加療を勧めた。

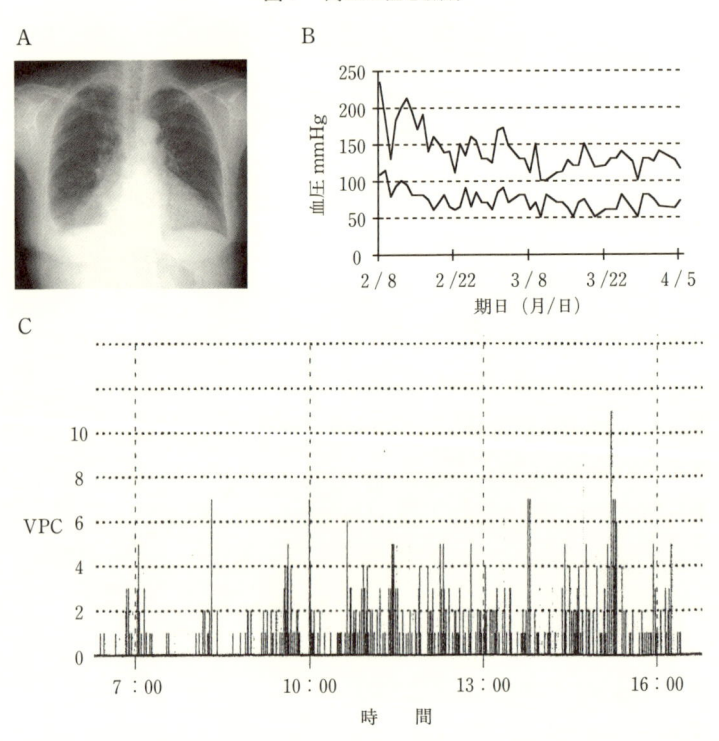

図1 高血圧性心臓病

(A) 胸部X線写真：心陰影の著明な拡大と胸水。(B) 入院後の血圧経過。(C) VPCトレンドグラフ。心不全と高血圧に対する治療（主な治療薬はACE阻害薬エナラプリル，利尿薬フロセミド，ジギタリス製剤メチルジゴキシン）を約3週間継続。血圧が160/90 mmHg前後に下がった時点でホルター心電図検査と24時間血圧検査を実施したところVPCが多発（総ビート数67,811発の1.9％，主として昼間帯）していた。総ビート数が非常に少ないことからも判るように平均心拍数は47 bpm（36-76 bpm）だった。その他の情報：上室性不整脈発生率，5.1％；平均血圧，164/88 mmHg（165-215/65-120 mmHg）。ほぼ同時に実施した心電図検査ではST-T変化を認めなかった。

図2　左側誘導における虚血性 ST-T 変化

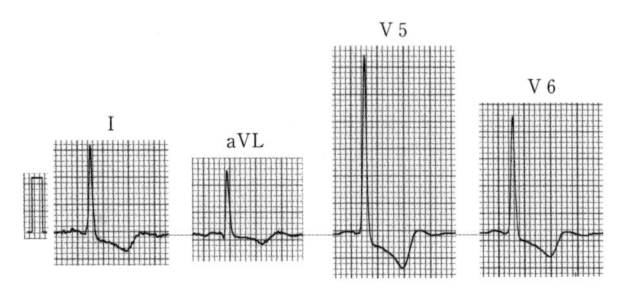

心電図では左室高電位（SV 1 + RV 5 = 15 + 32 = 47 mm = 4.7 mV）と陰性 T 波を伴うストレイン型の ST 低下が認められた。

ケース2　高血圧性心臓病における心電図異常

患者は 75 歳女性で，15 年以上の高血圧治療歴があり，高血圧性脳出血の既往歴があった。心電図検査を実施した当時はカルシウム拮抗薬アムロジピンと $\alpha\beta$ 遮断薬カルベジロールを内服中で，最高血圧は 140 mmHg 未満にコントロールされていたが，典型的な虚血性 ST-T 変化を認めた。

第6章
起立性低血圧症

1．どんな病気？

■起立時に収縮期血圧が20-30 mmHg以上（または拡張期血圧が10-15 mmHg以上）低下する病態を起立性低血圧と診断します。シェロング試験は陽性。

■重症例では臥位から座位への体位変化だけで収縮期血圧が20 mmHg以上下がります。

■主症状は「立ちくらみ」や「めまい」ですが，高齢者では「失神」も稀ではありません。

■原疾患として最も多いのは糖尿病だとされていますが，脳卒中後にも稀ではありません。

■Shy-Drager症候群では起立性低血圧発作が頻発します。

■パーキンソン病治療薬レボドパ（L-DOPA）は起立性低血圧を誘発する代表的な薬物です。

2．回復期・維持期の治療のポイント

■急激な体位変換を避けるための生活指導。

■ベッドのギャッチアップはゆっくり行うなど，看護・介護プランの

表1 主な昇圧薬

一 般 名 (主な商品名)	特　　　徴
ミドドリン (メトリジン)	プロドラッグ。選択的に血管のα1受容体を刺激し，末梢血管の緊張を高める。甲状腺機能亢進症，褐色細胞腫のある患者には投与しないのが原則。
アメジニウム (リズミック)	本態性低血圧，起立性低血圧，透析施行時の血圧低下の改善薬。主な作用メカニズム：① MAO 阻害によるノルアドレナリン代謝抑制，② 交感神経末端から放出されたノルアドレナリンの再吸収抑制。
ロドキシドパ (ドプス)	ノルアドレナリン前駆物質。パーキンソン病や Shy-Drager 症候群における起立性低血圧に適応されます。

統一。

■昇圧薬を使用した薬物療法（表1）。

ケース1　Shy-Drager症候群

患者は Shy-Drager 症候群と診断された 77 歳男性。治療前には臥位からの立ち上がりに際し著明な低血圧発作（例，124/70 mmHg から 52/40 mmHg へ）を起こし，しばしば失神発作を起こしていた。安静時心電図の RR 間隔分散係数は 1.16 %（呼吸負荷後は 1.73 %）で明らかな自律神経機能低下が認められた。ドプス（900 mg/日）とリズミック（10 mg/日）を処方して血圧の「底上げ」を図った。

ケース2　糖尿病による起立性低血圧

患者は 63 歳女性で，30 年以上の糖尿病歴がある。診断名は 2 型糖尿病（糖尿病性網膜症，糖尿病性末梢神経障害）。インスリン注射を続けているが血糖値コントロールが不良で網膜症と末梢神経障害も合併してい

表2 起立性低血圧（数値は BPs/BPd mmHg）

	左上腕	右上腕
臥位	150/80	138/70
立位	78/46	100/60

表3 起立性低血圧の経過（数値は BPs/BPd mmHg）右上腕で測定

	7/30	8/10	8/11	8/17	8/22	8/29	8/30
臥位	120/82	108/50	100/64	124/84	138/84	140/88	122/88
立位	80/58	64/40	80/50	82/60	88/62	106/64	92/64

る。強化インスリン療法を受けるために入院したが，しばしば低血圧発作を起こした（表2）。シェロング試験は陽性。心電図は正常だが，RR間隔の分散係数は安静時0.7％，深呼吸負荷後0.4％と著明に低下していた。入院後，アメジニウム（商品名リズミック，20 mg/日）の処方を開始した。1ヵ月後に40 mg/日に増量。起立性低血圧の多少の改善を認めた（表3）。

コラム　RR間隔の分散係数

変動係数とはRR間隔の変動係数の意味で，次式，

　変動係数 =（標準偏差／RR間隔平均値）× 100，

から計算します。最近の心電計には変動係数の自動測定機能があるので計算機は不要です。厚生労働省が行った糖尿病実態調査（平成14年）によると，糖尿病が強く疑われる人（HbA1cが6.1％以上）は740万人，糖尿病の可能性が否定できない人（HbA1cが5.8‐6.1％）は880万人と推計され，合計1,620万人，すなわち国民8人に1人が糖尿病と関わりがあります。糖尿病の三大合併症の中で，神経障害は糖尿病の比較的早期から出現します。神経障害は両足のしびれや痛みなどの感覚神経障害と無自覚性低血糖発作，起立性低血圧，発汗異常や消化管障害などの自律神経障害とに分けられます。心拍の周期的変動は心臓の洞結節ペースメーカーの

自律神経支配の結果であり，心電図の RR 間隔による変動係数の測定は糖尿病性のみならず自律神経障害に対する客観的検査法として臨床的に広く用いられています。

コラム　起立性低血圧の神経メカニズム

自律神経系は心臓の働きを常にモニターしています。モニター情報は延髄に送られ，そこで統合されて心臓に指令としてフィードバックされます（図1）。アセチルコリンとノルアドレナリンがフィードバックの伝令役です。例えば，右心房壁にある圧受容器（伸展受容器）が静脈還流量を常にモニターしています。吸気中には静脈環流量が増加するので伸展受容器が刺激されます。この情報は迷走神経を介して延髄孤束核に送られ，孤束核ニューロンを興奮させます。この情報は吻側延髄腹外側核を介して迷走神経を抑制し，心拍数が減少します。

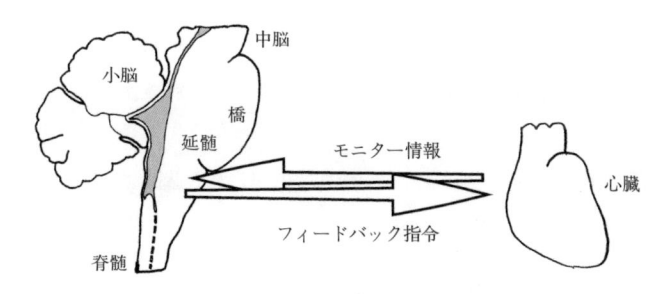

図1　延髄による心機能調節

左側が延髄の模式図です。モニター情報（知覚情報）は主として迷走神経により運ばれます。フィードバック指令（自律系遠心情報）は迷走神経と交感神経により運ばれます。

第7章
痙攣（症候性てんかん）

1．どんな病気？

- 痙攣とは「意識的に止めることが出来ない骨格筋の反復性収縮で、てんかんの主症状である場合が多い病態」です。この考え方は、抗痙攣薬の多くが実は抗てんかん薬でもあることからもサポートされます。
- 痙攣発作は全身の痙攣から手指のピクピクとした動きまで実にさまざまです。
- 基礎疾患が明らかな痙攣は「症候性てんかん」と診断します。代表的な基礎疾患は脳卒中と脳挫傷です。

2．回復期・維持期の治療のポイント

- 治療の必要性を判断します。前医からの診療情報にもよりますが、前医から抗てんかん薬を処方されている場合には取り敢えずその処方を引き継ぎ、入院後の経過をみながら治療を続けるべきかどうかを判断します。
- 治療の中心は抗てんかん薬による痙攣の予防です。
- 抗てんかん薬のルーツはフェノバルビタールとフェニトインです。現在ではこの2つを原型にして多くの新薬が開発されています。

表1 主な抗てんかん薬

薬 品 名	商 品 名	主 な 禁 忌
フェノバルビタール	フェノバール	バルビツール酸系過敏症
フェニトイン	アレビアチン ヒダントール	不整脈（高度の徐脈，高度の伝導障害）
ゾニサミド	エクセグラン	本剤過敏症
クロナゼパム	リボトリール ランドセン	緑内障，重症筋無力症
カルバマゼピン	テグレトール	不整脈（高度の徐脈，高度の伝導障害）
バルプロ酸	デパケン バレリン	重篤な肝障害

■新薬の多くは γ アミノ酪酸（GABA）受容体に作用して抑制性 GABA ニューロンの機能を亢進させます。

■抗てんかん薬使用上の主な注意点
　○長期間の服用になるので副作用の出現に注意する（症例）。
　○主な副作用としては眠気，ふらつき，自発性低下，白血球減少などが知られています。
　○数ヵ月間痙攣発作が起きない場合には，抗てんかん薬の減量・中止を検討します。
　○急に抗てんかん薬を中止すると痙攣を誘発する危険性があります。
　○抗てんかん薬と他の薬物との相互作用には留意する必要があります。

■服薬指導上の注意点
　○痙攣やてんかんそのものを治す薬ではありません。
　○飲み忘れに気がついたらなるべく早く飲む必要がありますが，飲む間隔は最低でも4時間です。

○眠気やふらつきを感じたらすぐに申し出て下さい。

コラム　抗てんかん薬の減量・中止計画

脳卒中後の患者がリハ専門病院に転院する際に抗てんかん薬を持参することは決して稀ではありません。前医で開頭血腫除去術を受けた後で予防的に抗てんかん薬を処方されたケースなどが代表的です。診療情報提供書にもそのことが明記されていて，リハ病院での初診時薬物血中濃度が治療域下限以下である場合などは，経過次第ですが，回復期リハを開始して2-3週間経過した時点で減量・中止を検討します。減量・中止対象と判断した場合，いきなり中止せず，徐々に減量します。

フェノバルビタールの作用機序

バルビツール酸は約100年前に開発され，長い間最も重要な鎮静・催眠薬として使用されてきました。しかし，依存性が強く，急性中毒を起こしやすいため，現在では主に抗てんかん薬・静脈麻酔薬として使用されます。鎮静・催眠薬としてはベンゾジアゼピン誘導体の方が主流になりました。フェノバルビタールは（ベンゾジアゼピン誘導体と同様に）γアミノ酪酸（GABA）受容体に結合し，GABAが受容体に結合しやすくすることでGABAによる脳細胞の抑制を助長します。フェノバルビタールに関するその他の情報：

■経口投与すると小腸で吸収されます。

■血中濃度は10-12時間でピークに達するが，定常血中濃度に達するには14-21日かかります。

■治療域濃度は15-25 μg/ml。

■血中濃度が30 mg/mlを超えると副作用（眠気，呼吸抑制，血圧低下など）が現れます。

■作用時間は長く，半減期は96-144時間（4-6日）。

表2 抗てんかん薬の薬物動態

	治療域濃度 (μg/ml)	半減期 (時間)	定常状態に達する日数 (日)
フェニトイン	10 - 20	20 - 40	4 - 5
フェノバルビタール	15 - 25	96 - 144	14 - 21
バルプロ酸	50 - 100	7 - 16	2 - 4
カルバマゼピン	4 - 8	7 - 15	4 - 6
ゾニサミド	10 - 30	12 - 48	7 - 10
クロナゼパム	0.01 - 0.07	20 - 40	4 - 6

フェニトインの作用機序

フェニトインは1930年後半に開発されたヒダントイン誘導体系の抗てんかん薬です。ヒダントイン誘導体はバルビツール酸誘導体と化学構造上の共通部分があり、したがって抗てんかん作用だけでなく鎮静作用をも示します。しかし、フェニトインは痙攣を抑制する投与量では鎮静作用が弱いのが特徴です。主として電位依存性Naチャネルを抑制(チャネルブロック)します。余談ですが、CaチャネルブロッカーをCa拮抗薬と呼びますが、フェニトイン類をNa拮抗薬とは呼びません。一種の慣習です。フェニトインに関するその他の情報:

■消化管からよく吸収され、大部分は血漿タンパクと結合します。

■経口投与すると4-5日で定常血中濃度に到達します。

■治療域濃度は10-20 μg/ml。

■血中濃度が治療域下限に達すると、わずかの増量により血中濃度が急激に上昇します。

■主な副作用は中枢神経症状(運動失調)、結合組織症状(歯肉増殖)、多毛など。

■半減期は長い(20-40時間)。

ゾニサミドの作用機序

日本で開発された抗てんかん薬ですが、作用機序はまだよく解っていません。半減期は 12 - 48 時間。

クロナゼパムの作用機序

フェノバルビタールの項で触れたようにベンゾジアゼピン誘導体は鎮静・催眠薬（俗に言う抗不安薬）ですが、抗痙攣作用の強いジアゼパム、クロナゼパム、ニトラゼパムが抗てんかん薬として選択されます。ベンゾジアゼピン誘導体共通の作用機序として GABA が受容体に結合しやすくすることで GABA による脳細胞の抑制を助長します。

カルバマゼピンの作用機序

1960 年代に三叉神経痛治療薬として使用されましたが、その後、抗てんかん薬としての用途が加わりました。作用機序はまだよく解っていません。

バルプロ酸の作用機序

バルプロ酸は GABA の分解酵素（GABA トランスアミラーゼ）を阻害し、シナプス付近の GABA 濃度を上昇させます。バルプロ酸に関するその他の情報：

■消化管からの吸収は素早く、経口投与開始後 0.5 - 2 時間で最高濃度に達します。

■作用時間は短く、半減期は 8 - 12 時間。

■治療域は 50 - 100 $\mu g/mg$。

■主な副作用：眠気、肝機能障害、血小板減少。

表3 バルプロ酸と他薬との相互作用

併用薬	危険性	備考
バルビツール酸薬	デパケン濃度↑ バルビツール酸薬濃度↓	フェノバルビタールではバルプロ酸の血中濃度は40％も上昇する。
フェニトイン	デパケン濃度↑ フェニトイン濃度↓/↑	
カルバマゼピン	デパケン濃度↑ カルバマゼピン濃度↓/↑	
ベンゾジアゼピン	ベンゾジアゼピンの作用↑	
アスピリン	デパケンの作用↑	
ワーファリン	ワーファリンの作用↑	

コラム　GABAの生化学

GABAはグルタミン酸から作られ，分解されてコハク酸になります（反応1～3）。

　　反応1　　グルタミン　⇨　グルタミン酸
　　反応2　　グルタミン酸　⇨　GABA
　　反応3　　GABA　⇨　コハク酸

反応1は脱アミド反応（酵素はグルタミナーゼ），反応2は脱炭酸反応（酵素はグルタミン酸デカルボキシラーゼ），反応3はアミノ基転移（酵素はグルタミン酸トランスアミナーゼ）です。これら3種類の反応はアミノ酸代謝の基本中の基本ですが，私たちに最も身近なのはグルタミン酸からオキザロ酢酸へのアミノ基転移（酵素はGOT），グルタミン酸からピルビン酸へのアミノ基転移（酵素はGPT）などのアミノ基転移ではないでしょうか。反応1～3の補酵素はビタミンB6です。

　余談ですが，ギンナン中毒では初発症状として嘔吐と痙攣が起きます。痙攣はギンナン毒によるビタミンB6欠乏により起こると考えられています。反応1と反応2の抑制はGABA合成の抑制なので，理屈に合います。しかし，反応3の抑制は（GABA分解抑制により）GABA濃度を上昇させると期待されます。つまり抗痙攣効果です。したがって，例えば反応1と反応2の抑制効果は反応3の抑制効果に打ち勝つなど，何か未知の

機序が起きない限りギンナン中毒による痙攣をビタミンB6と観点から統一的に解釈することは困難です。

文献紹介　抗てんかん薬の必要性について

久郷敏明氏は著書『てんかん学の臨床』の中で次のように言い切っています。「現在の脳外科医にとっては，脳手術後の患者に対する予防的な抗てんかん薬の投与は常識のようであるが，このような治療の必然性は実証されていない」。従って，抗てんかん薬を持ち込まれるリハ病院側としては必要最低限の理論武装が必要になります。結論的には，以下の3つの原著論文の要旨を理解すれば合格点が貰えると思います。文献1の結論は抗てんかん薬の投与はてんかん発作の予防に有効だったというもので，てんかん発作は実薬群で8％，プラセボ群で20％だったと報告されています。これに対して文献2と文献3では有効性なしと結論されています。なお，外傷後てんかんの発生頻度が受傷後2－3年目から減り始めるのはよく知られた（教科書的な）記載です。

1) North JB, Penhall PK, Hanieh A et al. (1983) Phenytoin and postoperative epilepsy : A double blind study. J Neurosurg, 58 : 672-677.
2) Young B, Rapp RP, Norton JA et al. (1983) Failure of prophylactically administered phenytoin to prevent early posttraumatic seizures. J Neurosurg, 58 : 231-235.
3) Young B, Rapp RP, Norton JA et al. (1983) Failure of prophylactically administered phenytoin to prevent late posttraumatic seizures. J Neurosurg, 58 : 236-241.

注：earlyは早発型，lateは晩発型と訳され，その境目は受傷後（あるいは手術後）1週間。24時間以内に発症するタイプは超早期型。

ケース1　デパケンの減量・中止計画

患者は73歳女性（体重40 kg）で，硬膜動静脈奇形瘤破裂による右側頭葉出血後のリハ目的で入院した。受傷直後に開頭血腫除去術を受けたが，その後痙攣発作を起こしたことはなかった。紹介医からバルプロ酸

（デパケンシロップ 8 ml 2×朝夕食前）を処方されていたので，とりあえず，この処方を継続した。入院時のバルプロ酸血中濃度は治療域（50-100 μg/ml）をかなり下回っていた。

病歴・薬歴など

4/20　入院。
5/7　バルプロ酸血中濃度は 24 μg/ml。
6/12　デパケン減量：8 ml から 4 ml へ（本人が不安がりむしろ増量を希望したが，何とか説得）。
6/26　バルプロ酸血中濃度は 16 μg/ml。
7/8　デパケン減量：4 ml から 2 ml へ。
7/26　バルプロ酸血中濃度は 5 μg/ml 以下。
7/29　デパケン減量：シロップ 2 ml から細粒 0.25 g へ（乳糖 0.25 g 添加，食紅添加）。
8/6　デパケン減量：細粒 0.25 g から 0.1 g へ（乳糖 0.4 g 添加，食紅添加）。
8/9　長女と次女に減量スケジュール説明。
8/16　バルプロ酸血中濃度は 5 μg/ml 以下。
8/17　長女と次女に検査結果とデパケン中止を説明。
8/24　本人を説得し，デパケン投与を中止。痙攣発作を起こさずに経過し 3 ヵ月後に退院。

ポイント

バルプロ酸の投与量血中濃度比（LD 比，資料編参照）に基づくと，治療域最低濃度を目標にする場合のバルプロ酸の投与量は 20 mg/kg である。この値に患者の体重を掛けると 800 mg になる。つまり，患者は必要なバルプロ酸の約半量しか処方されていないと推定された。これは入院

時のバルプロ酸血中濃度が治療域最低濃度の約半分しかなかった事実からもサポートされた。そこで，バルプロ酸は実際には働いていないと判断し，薬の減量・中止を計画したわけである。本人や家族に説明しながらゆっくりと時間をかけて中止できた。

第8章
慢性心不全

1. どんな病気？

■心臓のポンプ機能が低下して身体各所に慢性的に鬱血が生じた病態です。

■主な原因：高血圧，心臓弁膜症，心筋梗塞，持続性の徐脈・頻脈，貧血，肺炎。

■主な症状：労作性呼吸困難，全身倦怠や食欲減退，チアノーゼ，肺野湿性ラ音，下腿浮腫。

■X線所見：心拡大，胸水，肺水腫。

表1 NYHA 重症度分類

1度	身体活動を制限する必要のないもの。日常労作では症状は起こらない。
2度	身体活動を軽度に制限する必要のあるもの。普通以上の労作により症状が出る。
3度	身体活動を中等度から高度に制限する必要のあるもの。軽労作により症状が出る。
4度	安静にしても，心不全症状，狭心症状が起こり，少しでも体を動かすと変化が増強する。

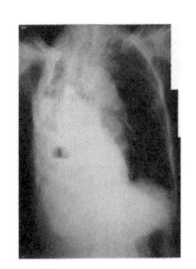

図1　右肺胸水

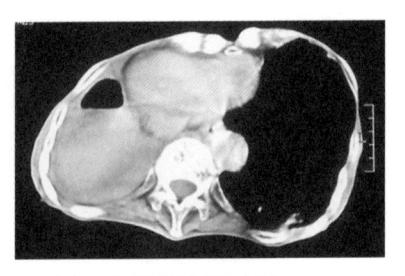

胸部X線写真（左）と胸部CT画像（右）

2．回復期・維持期の治療のポイント

■高齢者では些細な原因で心不全が出現・増悪します。一方，明らかな原因がない場合でも心不全が出現・増悪します。
■治療の中心はジギタリス製剤と利尿薬を中心とした薬物療法です。
■ジギタリス製剤の用量・用法を調整して心臓のポンプ機能を高めます。腎機能を定期的にチェックします。
■利尿薬の用量・用法を調整して鬱血を軽減します。血清カリウムを定期的にチェックします。

ケース1　肺炎の再発を契機に出現した胸水

患者は49歳時に肺結核，59歳と69歳時に気胸手術を受けた既往歴のある80歳男性。約1年半前に小脳出血を起こし運動失調が残った。在宅療養中に肺炎を起こし約2ヵ月間加療したが，入院加療中に廃用が進んだため在宅調整を兼ねたリハを希望して入院した。入院時の胸部X線検査では右上肺野にブラを認めた。入院して約1ヵ月後に労作性呼吸困難，右肺胸水（図1），白血球増多症が出現した。

第 8 章　慢性心不全　　45

図 2　左肺胸水

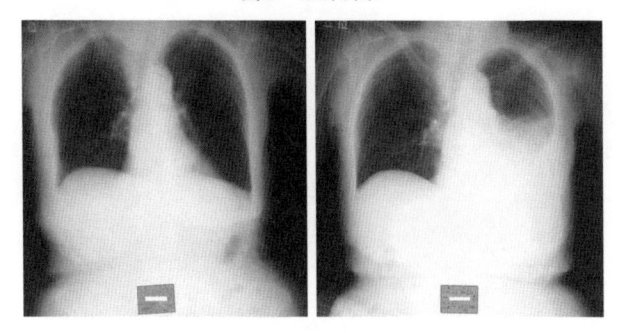

入院時（左），胸水出現時（右）の胸部 X 線写真（立位）

ケース 2　特別な誘因なしに増悪した慢性心不全

患者は 81 歳女性で，高血圧と慢性心不全のため通院しながら自宅で療養していた。主な内服薬はフロセミド（商品名ラシックス，10 mg/日）とアムロジピン（商品名ノルバスク，2.5 mg/日）。収縮期血圧は 122 - 142 mmHg で経過していた。1 ヵ月前に左大腿骨頸部を骨折し，人工骨頭置換術を受けた後，リハ目的で入院した。主な既往歴：約 2 年前にくも膜下出血を起こし，現在は四肢不全麻痺の状態。入院時に高血圧治療薬としてニルバジピン（商品名ニバジール，4 mg/日）を持参したため約 2 ヵ月間その処方を継続した。その後，収縮期血圧は 140 - 150 mmHg で経過した。約 5 ヵ月後に（リハと並行して行っていた在宅調整が終わり）退院の目処も立ったため，退院前の諸検査を行ったところ左肺に胸水（図 2）を認めた。退院を延期して心不全の治療を行った。胸水出現時のヘモグロビン値は 10 g/dl だった。

第9章
慢性閉塞性肺疾患（COPD）

1．どんな病気？

■肺気腫と慢性気管支炎を併せて慢性閉塞性肺疾患（COPD）と総称します。
■主徴は息切れと咳です。
■寒くなると症状が悪化します。
■肺機能検査では1秒率が低下します。
■重症例は在宅酸素療法が適応されます。

肺性心
■種々の呼吸器疾患により肺血管抵抗が増大し肺高血圧に陥った病態の総称です。

表1　肺気腫と慢性気管支炎の主な相違点

	気腫型	気管支炎型
咳と痰	痰の少ない咳	痰の多い咳
胸部X線	気腫像（図1左）	炎症像（図1右）
心不全	軽症	チアノーゼ，浮腫
赤血球数	正常	増加

第 9 章 慢性閉塞性肺疾患（COPD）　47

図1　胸部X線写真

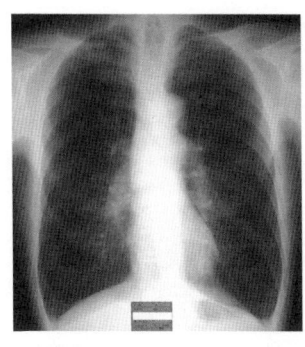

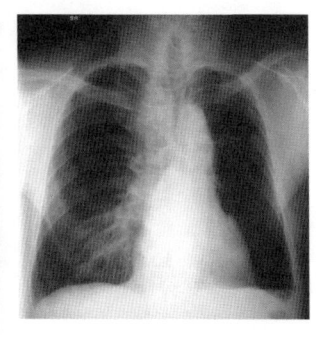

左は気腫型（過拡張した肺と滴状心），右は気管支炎型（右中下肺野の炎症像）
出典：中島洋子編著『こんなときどうする？　高齢者ケア』2006年，照林社，p. 304

■原因：肺性心の原因としては肺気腫などの閉塞性肺疾患が多数派です。
■症状：労作性呼吸困難，動悸，浮腫，低酸素血症などが出現します。

炭酸ガスナルコーシス
■動脈血中の炭酸ガス濃度が上昇すると換気量が増加しますが，炭酸ガス濃度が 70 mmHg 以上になるとかえって換気が抑制されます。
■基礎に呼吸器疾患を持つ患者に酸素を投与しすぎた場合に発生します。

2．回復期・維持期の治療のポイント

■気管支拡張薬の使用（抗コリン薬，β受容体刺激薬，テオフィリンなど）。

■水分補給。

■ネブライザー使用（吸入液中に去痰薬を添加）。

■安楽な体位（ベッド挙上 30 度程度）。

■在宅酸素療法（HOT）の適応を検討します。

コラム　在宅酸素療法（HOT）

在宅酸素療法は各家庭で空気中酸素濃縮装置を用いて行う酸素投与療法の総称です。1985 年から保険適応となりましたが，都道府県知事から承認された医療機関を通して実施します。適応は高度慢性呼吸不全例（$PaO_2<55$ mmHg），肺高血圧症，およびチアノーゼ型先天性心疾患と定められています。$PaO_2<60$ mmHg でも睡眠時や運動時に著しい低酸素血症が起これば適応されます。

第10章
慢性腎不全

1．どんな病気？

■腎臓の働きが徐々に，しかし不可逆的に低下する病態です。

■原因としては糖尿病によるものが増加しています。高血圧は腎不全の原因疾患であるばかりでなく，腎不全症状を悪化させる大きな要因にもなります。

■病期は表1のように分かれます。

■慢性腎不全の初期～中期には自覚症状はほとんどありませんが，進行するに従って様々な症状が出現します。血清クレアチニン値が2 mg/dl以上に上昇した時点で，第2期に入ったと判断します。

■第3期や第4期では代謝性アシドーシス，高カリウム低カルシウム血症，貧血（腎性貧血）などに加えて食欲不振，嘔吐，下痢，心不全，高血圧，意識障害などが出現します。腎不全による貧血では特徴的な大球性赤血球が出現します（図1）。

図1　赤血球の大きさ（左から正常，鉄欠乏，腎不全）

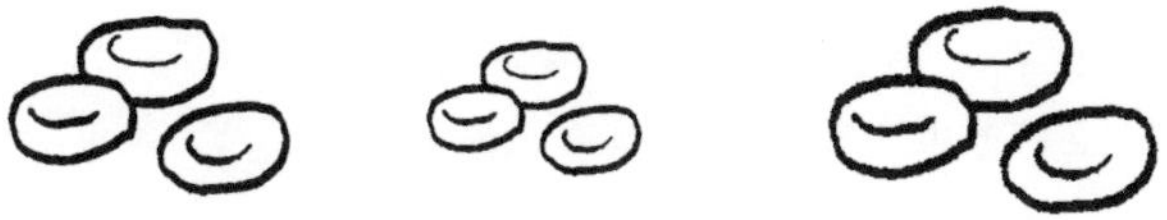

表1 慢性腎不全の病期

1期	予備力低下期	腎予備力低下
2期	機能低下期	残存機能50％以下
3期	腎不全期	残存機能30％以下
4期	尿毒症期	残存機能10％以下
5期	代替期	人工透析が必要

2．回復期・維持期の治療のポイント

■運動療法と食事療法（タンパク制限食）が中心です。

■タンパク制限は，体重40 kgの患者の場合，1日摂取量を32‐40 gに制限します。

■必要に応じて薬物療法を併用します。糖尿病治療薬，高血圧治療薬，活性炭などの解毒性吸着薬，イオン交換物質などの電解質補正剤，エリスロポエチン製剤（腎性貧血治療薬）などを選択します。

■脱水防止，感染予防などにより病気の進行を遅らせます。

ケース1　慢性腎不全の増悪

患者は78歳男性で，約10年前に小脳梗塞を起こして以来リハ専門病院を利用しながら在宅療養していた。高血圧と高尿酸血症に対する治療薬を処方されていた。約3年前から血清クレアチニン（Cr）値が上がり始め，経過観察の対象とされていた。顔と下肢のむくみを訴えて外来を受診し慢性腎不全の増悪と診断され入院を勧められた。入院時の血清Cr値は4.5 mg/dl，ヘモグロビン（Hb）値は6.9 g/dl，血清電解質のうちのカリウム（K）濃度は5.3 mEq。貧血に対してはエリスロポエチン製剤と内服用鉄剤を，高K血症と高Cr血症に対しては，それぞ

れ，イオン交換療剤と吸着剤を処方した．約1年間の入院加療中に心不全（胸水貯留）を起こしたが約1週間で軽快した．最終的にはCr値が3.5 mg/dl，Hb値が7.2 g/dl，K濃度が3.8 mEqにまで改善した．なお，エリスロポエチン製剤を使用したのは一般病棟入院中のみ．

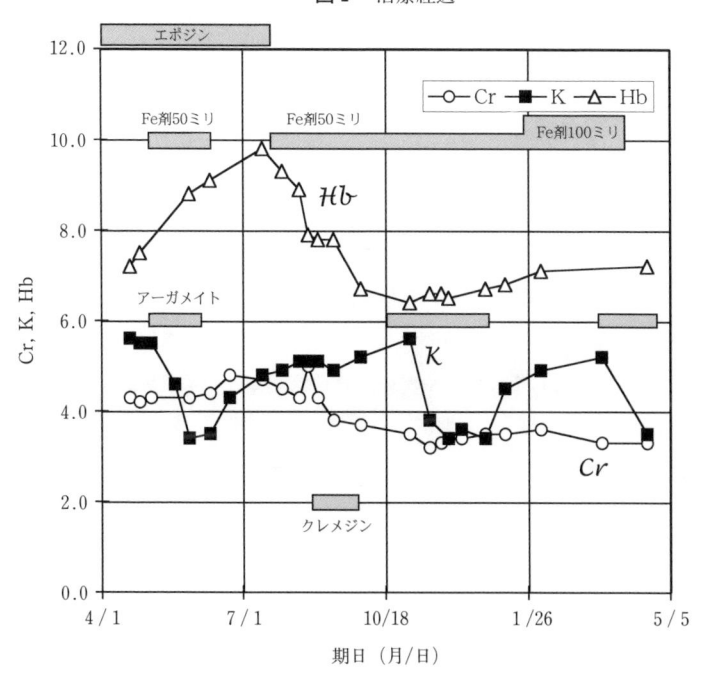

図2　治療経過

縦軸は血清Cr (mg/dl)，血清K (mEq)，Hb (g/dl)，横軸は期日（月/日）。
治療薬：エポジン（一般名はエポエチンベータ，6000 IUを週1回静注）；鉄剤（一般名はクエン酸第一鉄，1日50‐100 mgを内服）；アーガメイトゼリー（一般名はポリスチレンスルホン酸Ca，1日25 gを2回摂食）；クレメジン（一般名は炭素，1日2 gを内服）。

第11章
肝硬変

1．どんな病気？

■肝硬変とは肝細胞が破壊され肝臓が萎縮する病態で，肝細胞が壊死したスペースは線維組織と入れ替わります。

■残存する肝細胞が肝臓の機能を代償できる期間（代償期）は特異的な自覚症状に乏しく，疲れやすい，食欲低下などの不定愁訴を認めるにすぎません。

■しかし，非代償期になると多彩な症状・検査値異常（表1）が出現します。肝細胞癌を合併する率が高く，予後は不良です。

表1　主な症状と検査値異常

身体所見	浮腫，門脈圧亢進症状（脾腫，腹水，食道静脈瘤，タンパク漏出性胃腸症），くも状血管腫，皮膚色素沈着，出血傾向
検査値異常	GOT/GPT比高値（>2.0），低アルブミン血症，凝固因子産生低下（プロトロンビン時間延長，ヘパプラスチン時間延長），高アンモニア血症，低コレステロール血症，血小板減少症（脾臓機能亢進），血中異常タンパク出現（PIVKA II など）

■原因：慢性ウイルス性肝炎が最も多く，アルコール性肝炎と肝細胞癌がこれに続きます。慢性ウイルス性肝炎とは肝炎が6ヵ月以上続く状態で，日本では約70％がC型，約20％がB型です。

2．回復期・維持期の治療のポイント

■一般療法（代償期の治療）の基本は安静と食事療法です。
■食事は高タンパク高カロリー食とします。その他にビタミンやカリウムの補給，肝庇護薬（強力ミノファーゲンCなどのグリチルリチン製剤）の静注が挙げられます。
■非代償期になり浮腫や腹水が出現すると減塩食（および水分制限）を処方します。それでも症状が改善しないときは，利尿薬やアルブミン製剤を追加処方します。
■食道静脈瘤に対しては内視鏡的手術が適応されます。

ケース1　PIVKAⅡ高値を示した肝硬変例

患者は慢性C型肝炎・肝硬変のために長期療養していた81歳男性。血清アルブミン低値（2.4 - 2.7 g/dl），血清コレステロール低値（76 - 93 mg/dl），血小板数低値（5 - 8万）を認めていたが，最終的には肝細胞癌を合併して死亡した。腫瘍マーカーPIVKAⅡは死亡10ヵ月前には正常範囲上限の100倍だったが，2ヵ月前には1,900倍にまで達していた。

図1 PIVKA IIの経過

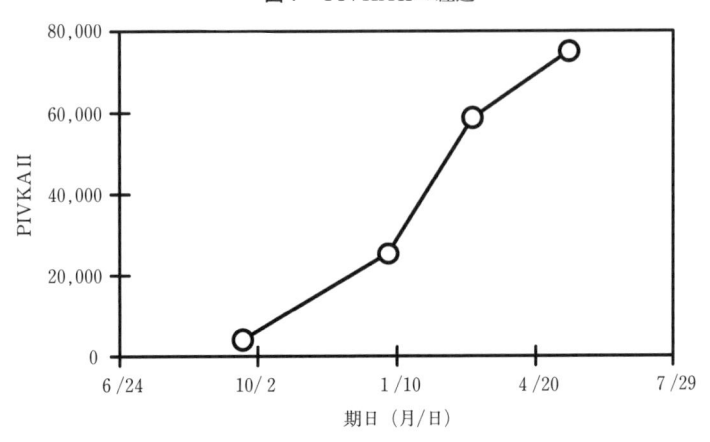

左端のデータポイントは死亡10ヵ月前，右端のデータポイントは死亡2ヵ月前のもの。

第12章
糖尿病

1. どんな病気？

■高血糖を主徴とする内分泌・代謝疾患でⅠ型糖尿病とⅡ型糖尿病に大別されます。早朝空腹時血糖値が126 mg/dl以上（随時血糖値の場合は200 mg/dl以上）あるいはHbA1cが6.5％以上の症例を糖尿病と診断します。

■糖尿病は，治療すれば治るという病気ではありません。治療により血糖値が正常化しても，血糖が上がりやすいという体質はずっと残ります。高血糖や代謝異常が長期的に持続すれば三大合併症（神経症，網膜症，腎症）をはじめとし，種々の合併症が発生します。糖尿病治療の目標は，血糖値を良い値に保つことで合併症の発症または進行を防ぐことにあります。

■原因：Ⅰ型糖尿病は自己免疫性または特発性に膵ランゲルハンス島β細胞の急速な破壊によるインスリンの絶対的欠乏により引き起こされます。Ⅱ型糖尿病もインスリン作用不足によって起きますが，これにはインスリン分泌能の低下とインスリン抵抗性の2つの要因が絡んでいます。インスリン分泌能の相対的不足，またはインスリンを分泌するタイミングの遅れが原因で，血糖を十分に下げることが出来ませ

ん。初期のⅡ型糖尿病患者では，インスリンはむしろ過剰分泌されている場合もあり，インスリン抵抗性（インスリンが分泌されているのにもかかわらず血糖値が下がらない状態）が注目されています。肥満や運動不足がインスリン抵抗性の主な原因だと考えられています。

■主な症状：発症初期にはほとんど自覚症状はなく，健診で指摘されることがほとんどです。代謝異常が高度であれば，口渇，多飲，多尿，手足のしびれ，体重減少などが出現します。

■合併症：糖尿病性末梢神経障害が比較的早期（発症3年前後）からみられます。代表的な症状は四肢遠位部の感覚異常（しびれ，足底違和感，ジンジン感，キリキリ感，ホテリ，夜間の足のツリ）や自律神経障害（起立性低血圧，発汗異常，下痢・便秘を交互に繰り返す，過活動性膀胱，無自覚性低血糖発作）などです。片側性眼瞼下垂などのモノニューロパチーをみることもあります。網膜症は発症から5年前後からみられ，日本における後天的な失明の原因疾患のNo.1です。よほど網膜症が進行しない限り症状は現れないので，糖尿病患者には症状の有無にかかわらず年に1-2度の眼科受診を勧めて下さい。腎症は発症後5-10年でみられますが，タンパク尿や血清クレアチニン値の上昇以前に尿中微量アルブミンが検出されます。糖尿病性腎症は我が国における血液透析の原因疾患No.1です。その他，虚血性心臓病や脳血管障害など生命予後に重大な影響を与える合併症も起こります。

2．回復期・維持期の治療のポイント

■食事療法と運動療法が治療の基本です。
■食事療法は理想体重（身長（m）×身長（m）×22）×25を1日の摂取カロリーの目安とします。×25の値は，1日の運動量や仕事量に合

わせて変えますが，一般的な主婦や座業の多い方では×25 とします。
- ■運動療法を開始するにあたっては，関節の状態，心電図，呼吸機能，網膜症の有無などメディカルチェックの上で行う必要があります。著しい高血圧や高血糖，尿ケトン陽性の患者さんは病態が落ち着くまで運動療法は控えて下さい。
- ■食事療法と運動療法によっても血糖値が改善しない場合は経口血糖降下薬を投与します。内服薬には，スルホニル尿素薬，ビグアナイド薬，αグルコシダーゼ阻害薬，チアゾリン誘導体，フェニルアラニン誘導体などがあります。それぞれの薬の特徴と注意事項を表1に示します。
- ■II型糖尿病でも経口薬のみでは血糖値がコントロールできない場合はインスリン療法を開始します。
- ■I型糖尿病（含む劇症I型糖尿病）に対しては直ちにインスリン療法を開始します。
- ■インスリン療法：I型糖尿病はもちろんのこと，II型糖尿病でも糖尿病性昏睡，重傷感染症，周術期，高カロリー輸液時，糖尿病合併妊婦にはインスリンを用います。超速効型，速効型，中間型，持続型，混合型など様々なインスリン製剤があり，それぞれを単独または組み合わせて使用します。静注あるいは点滴内にインスリンを添加する場合は，レギュラーインスリン（ヒューマリンRなど）を用います。
- ■低血糖発作：血糖値が 70 - 50 mg/dl以下になると低血糖症状が出てきます。主な症状は，強い空腹感，頭痛，眼のかすみ，生あくび，ボーッとする，眠気などで，50 mg/dl以下になると意識レベルの低下や異常行動（失禁や失認など認知症と間違われることもある）がみられます。自律神経障害により，前兆がなく突然の意識消失として低血糖発作が現れることもあるので注意を要します。低血糖が起こった際

表1 主な経口糖尿病治療薬

薬剤の分類	一般名（商品名）	薬の特徴	注意事項
スルホニル尿素薬	グリベンクラミド（オイグルコン，ダオニール） グリクラジド（グリミクロン） グリメピリド（アマリール）	膵β細胞を刺激し，インスリン分泌を促すことで血糖の改善を図る。インスリン抵抗性の強い肥満例では有効でないことが多い。	少量から開始し，血糖コントロールの状態をみながら増減する。血糖が改善してきたら低血糖に注意する。特に高齢者は空腹時や早朝に低血糖を起こしやすいので，疑わしい場合には，減量または中止する。 2種類のSU薬を併用したり，速効型インスリン分泌促進薬と併用しない。
ビグアナイド薬	塩酸メトホルミン（グリコラン，メルビン） 塩酸ブホルミン（ジベトスB）	肝臓での糖新生を抑制する。消化管からの糖吸収の抑制，末梢組織でのインスリン感受性の改善などの作用も有する。単独使用で低血糖を起こす可能性は極めて低い。	主な副作用として乳酸アシドーシスがあるがまれである。投与開始後，血中乳酸を測定する。肝・腎・心・肺機能に異常があるもの，大量飲酒者，インスリンの絶対適用者には使用しない。
αグルコシダーゼ阻害薬	アカルボース（グルコバイ） ボグリボース（ベイスン） ミグリトール（セイブル）	小腸粘膜の糖分解酵素（αグルコシダーゼ）を阻害することにより，糖の消化を抑制し，吸収を遅らせ食後高血糖を改善する。単独使用で低血糖を起こす可能性は極めて低い。	必ず食直前に服用する。食後では効果がない。腹部膨満感，放屁の増加などの副作用がある。肝障害が報告されているので，定期的な肝機能検査（AST，ALTなど）が必要。スルホニル尿素薬やインスリン使用例において低血糖が起きた場合はブドウ糖を服用させる。
チアゾリン誘導体	塩酸ピオグリタゾン（アクトス）	インスリン抵抗性を改善し血糖降下作用を発揮する。単独使用で低血糖を起こす可能性は極めて低い。	副作用として，浮腫，貧血，肝機能障害などが時として認められる。肝機能障害患者には使用しない。水分貯留を来す傾向があるので心不全患者には使用しない。体重が増加しやすい。
フェニルアラニン誘導体	ナテグリド（スターシス，ファスティック） ミチグリニドカルシウム水和物（グルファスト）	SU薬と同様，膵β細胞膜上のSU受容体と結合しインスリン分泌を促すことで血糖の改善を図る。SU剤と比較し吸収が速いため速効型で，食後高血糖の改善を目的とする。	必ず食直前に服用する。肝障害，腎障害がある例では低血糖を起こすおそれがある。 SU薬と併用しない。

にはすぐにブドウ糖製剤やそれに代わるものを摂取して下さい。市販のジュースにはブドウ糖を含んでいるものもあるので覚えておくといいでしょう。糖尿病患者さんが意識障害を来した場合，低血糖，糖尿病性昏睡，その他脳血管障害などの鑑別のため，血糖測定が必要です。

■シックデイ：風邪や食あたりなどの体調不良により発熱，下痢，嘔吐や食欲不振の際には「シックデイ」として特別の注意が必要です。普段血糖コントロールが良好な方でも，発熱時にはしばしば高血糖となりますから，むやみにインスリン注射を中断しないで下さい。食欲がない場合は，食べやすいもの（お粥やジュース，プリンやアイスクリームなど）を摂取するようにし，脱水と低血糖を防いで下さい。高度な下痢や嘔吐のため摂食不能となったとき，高熱が続き高血糖や尿中ケトン体陽性となったときには，入院加療が必要です。

コラム　SPIDDMと劇症Ⅰ型糖尿病

SPIDDM（slowly progressive IDDM：緩徐進行Ⅰ型糖尿病）は，膵ランゲルハンス島関連自己抗体（ICA（膵島細胞抗体），GAD抗体，IA-2抗体など）陽性の一見Ⅱ型のような糖尿病です。数年でインスリン分泌能低下が進行し最終的にはIDDMに至ります。SU剤がSPIDDMの進行の危険因子であることが知られており，初期からインスリン療法を行うことが推奨されています。劇症Ⅰ型糖尿病は，ケトーシスあるいはケトアシドーシスを伴って突然発症するⅠ型糖尿病で，多くの場合血糖値が600-800 mg/dl以上を示しますが，HbA1cは正常か軽度上昇であることが特徴です。劇症Ⅰ型糖尿病は生命の危険がある重篤な病態です。直ちに専門医への紹介が必要です。

ケース1　スライディングスケールによるインスリン投与で血糖値が不安定となった例

元来糖尿病の患者が，広範性の脳梗塞により植物状態となった。入院当

表2 スライディングスケール基準値

血糖値	ノボリンRの単位数
150 - 200	2
201 - 250	4
251 - 300	6
301 -	8

表3 3日間の血糖値（カッコ内はインスリン量）

	朝	昼	夜
1日目	280（6）	72（0）	198（2）
2日目	142（0）	428（8）	242（4）
3日目	64（0）	312（6）	142（0）

表4 3日間の血糖値（カッコ内はインスリン量）

	朝	昼	夜
1日目	144（4）	162（4）	154（6）
2日目	98（4）	128（4）	172（6）
3日目	120（4）	118（4）	164（6）

初は高カロリー輸液にヒューマリンRを添加し血糖管理していたが，入院が長期となり状態が安定していたため胃瘻増設術を行い経管栄養剤による栄養管理（朝400 kcal，昼400 kcal，夕500 kcal）とした。血糖コントロールのため1日3回血糖を測定し，その都度スライディングスケールによりノボリンRを皮下注射することにした。表2，3にスライディングスケールの基準値と3日間の毎食前の血糖値を示す。

血糖コントロールが不安定だったため，スライディングスケールを中止

し，インスリン量を朝はノボリンRを4単位，昼はノボリンRを4単位，夕はノボリン30Rの6単位に固定した。表4に3日間の血糖値を示す。

この例では，スライディングスケールを当てはめることで，高血糖と低血糖を繰り返していた。インスリン量を固定することにより血糖値が落ち着き，また決められた量のインスリンを注射することで投与量を間違える可能性を減らすことが出来た。

第 13 章
パーキンソン病

1．どんな病気？

■中脳黒質を中心としたドパミンニューロンの変性疾患で 50 - 60 代に発症します。

■今のところ対症療法しかないため，徐々に病状が悪化し，予後は不良です。

■発病後 15 - 20 年で臥床生活を余儀なくされるケースが目立ちます。

■有病率は人口 10 万人当たり 150 - 300 人と報告されています。男女比は 1 です。

図1　パーキンソン病の特徴的な姿勢と無表情

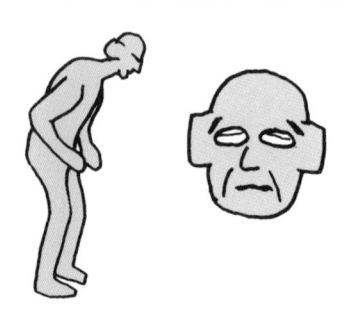

- ■四大症状は安静時振戦（睡眠中は消失），固縮（筋肉のこわばり），寡動（動きが無くなる），姿勢反射障害・歩行障害（すくみ足，加速歩行）です。その他の症状は実に多彩です。
- ■その他の症状：自律神経失調（便秘，嚥下困難，起立性低血圧，膀胱・直腸障害），認知障害・抑うつ，特徴的な姿勢と無表情（図1）。

2．回復期・維持期の治療のポイント

- ■薬物療法とリハの併用が基本ですが，病勢そのものを止めることは出来ません。リハは理学療法と言語療法が主体になりがちですが，精神的リハも非常に重要です。
- ■薬物としては神経伝達物質ドパミン関連薬（L-DOPAなど）を組み合わせて使用します（図2）。
- ■治療開始直後に吐き気と食欲不振が出現します。これらは副作用です。

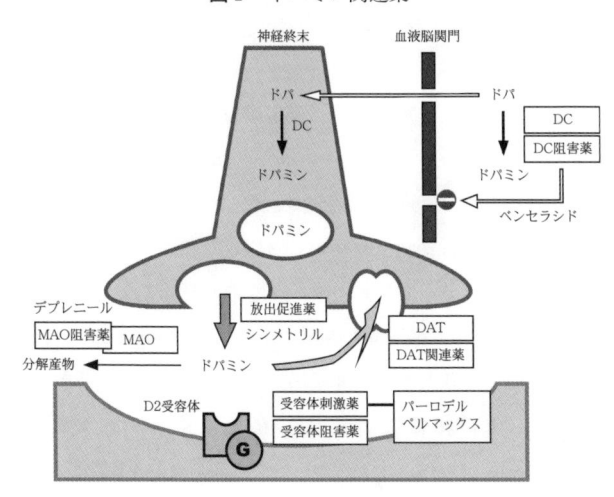

図2　ドパミン関連薬

■起立性低血圧はパーキンソン病の症状ですが，L-DOPA の副作用の1つでもあります。したがって，L-DOPA で治療しているパーキンソン病患者には起立性低血圧が頻発します。急に立ち上がらせると低血圧発作による転倒のリスクが非常に高くなります。

■歩く際に最初の一歩がなかなか出ないことがあります。すくみ足です。床の上に目印を作成すると歩行がスムースになります。病室からトイレまでの廊下などにも応用しましょう。

■歩幅が小さく小刻みで，背中を押されると小走りになり（加速歩行），すぐにストップ出来ません。転倒リスクが非常に高いので細心の注意が必要です。

■長期加療上の問題点としては，薬効の減退や不安定化，副作用（不随意運動や精神症状など）の出現などが挙げられます。

■便秘や嚥下困難は腸管神経叢（アウエルバッハ神経叢）の変性による消化管運動不全が原因で起こります。対症療法しかないのが現状です。

ドパミン，ノルアドレナリン，アドレナリンは生体内の主要なカテコラミンで，中枢神経系，交感神経系，副腎髄質に分布します。ドパミンを産生する神経細胞（ドパミンニューロン）は主として中脳黒質に分布し，主として線状体に向けて軸索を投射（黒質線状体投射）します。ニューロンや副腎髄質細胞は食物から吸収したチロシンや肝臓でフェニルアラニンを利用して合成したチロシンを取り込んでドパミンを合成します。芳香族 L-アミノ酸脱炭酸酵素（DC, decarboxylase）はドパをドパミンに変換する酵素です。酵素活性が高い反面臓器特異性が低く，脳だけでなく末梢組織に豊富に存在します。トランスポーター（DAT, dopamine tranporter）はシナプス小胞から開口分泌されたド

パミンを神経終末に取り込み再利用するための装置です。コカインはDATを阻害することにより，アンファタミンはDATを逆回転させ神経終末からドパミンを放出させることによりシナプス周囲のドパミン濃度を上昇させ多幸感を生じさせます。俗に言う覚醒剤の作用です。モノアミンオキシダーゼ（MAO, monoamine oxydase）は分解酵素COMT（cathechol-O-methyltransferase）と協力してドパミンを分解し失活させます。A型とB型がありますが，ヒトではB型が重要です。喫煙はMAO-B活性を下げるとも言われており，喫煙者にパーキンソン病の発生が少ないという観点から注目されています。パーキンソン病治療薬デプレニル（一般名セレギリン）はMAO-Bの阻害薬です。ドパミンの前駆物質であるL-DOPAとDC阻害薬であるベンセラシドの合剤（商品名はマドパーなど）が治療に多用されます。L-DOPAは血液脳関門（BBB）を通過できますが，ベンセラシドとドパミン自身は通過できません。経口投与したL-DOPAは小腸で吸収され10 - 20％が大循環に入ります。しかし，そのほとんどは末梢臓器の脱炭酸酵素（DC）によりドパミンに変換されてしまい，脳に到達できるL-DOPAは投与量の1％に過ぎません。ベンセラシドは脳内DCを阻害することなく末梢臓器のDCのみを阻害しL-DOPAの脳内移行を助けます。パーキンソン病治療薬シンメトリル（一般名アマンタジン）は抗A型インフルエンザ薬ですが，ドパミン放出促進作用があります。パーロデル（一般名ブロモクリプチン）やペルマックス（一般名ペルゴリド）はドパミンD2受容体アゴニストとして，枯渇したドパミンのピンチヒッターの役割を果たします。

> **コラム　ローリング・マウス・ナゴヤ（rolling mouse Nagoya）**
> 名古屋大学で開発された小脳失調モデルマウスで小脳の発達が悪く生後2-3週目からフラツキ（失調症）を示します。これまでの研究により電位依存性カルシウムチャネルの遺伝子異常が同定されました。チャネル機能不全の結果，プルキンエ細胞の興奮性が低下すると考えられています。視床下部ホルモンTRHが失調症治療薬として用いられた最初の例です。

第14章
脊椎圧迫骨折

1．どんな病気？

■脊椎骨椎体の骨折で，下部胸椎と上部腰椎に好発します（図1）。

■基礎疾患は骨粗鬆症（骨量・骨密度の低下）。従って，高齢者（特に女性）に好発します。

■鑑別診断の代表例は骨軟化症ですが鑑別は困難です。低アルブミン血症が顕著な症例では多発性骨髄腫の可能性を検討すべきです。γグロブリン血症の有無が決め手です（図2）。

■代表的な骨折の原因は転倒・転落ですが，布団の上げ下ろしのような日常動作によって受傷する場合もあります。

■主な症状と検査所見：急性期には腰・背部痛が出現します。慢性期には背中が曲がり（円背），身長が低くなります。脊椎部X線検査により診断を確定しますが，CT検査やMRI検査も有用です。腰椎の骨密度が基準値の70％未満の場合は骨粗鬆症と診断できます。

2．回復期・維持期の治療のポイント

■急性期治療の基本は安静，物理療法（コルセット着用），薬物療法（鎮痛薬）です。

図1　腰椎圧迫骨折の MRI 画像（左側が仙骨側）

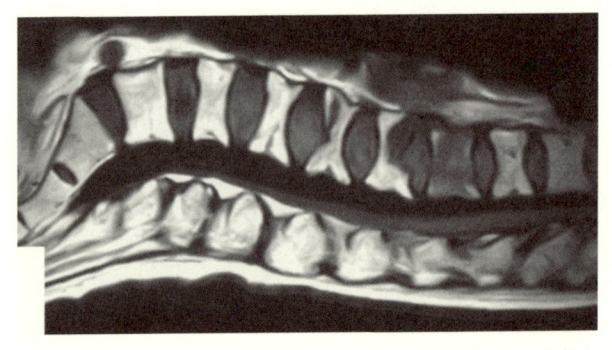

症例は75歳女性。L1-3椎体が著しく変形しています。T12椎体も低信号を呈しています。

図2　多発性骨髄腫による脊椎圧迫骨折

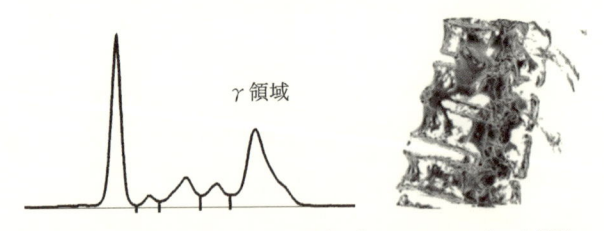

γ領域

左がタンパク分画（γグロブリン血症），右がスカスカになった腰椎の3次元CT画像。

- 鎮痛薬としては非ステロイド系抗炎症薬を使用します。坐薬と内服薬があります。
- 鎮痛薬を連用する場合は副作用（消化性潰瘍の発生）に対する細心の注意が必要です。
- 上記治療と並行して骨粗鬆症の治療（食事療法と薬物用法）を行います。
- 患者は痛みのために離床を怖がったり嫌がったりします。しかし，寝

たきりになると，それ自体が骨粗鬆症を進行させますので，励ましながら離床を促しましょう。

■転倒・転落の防止が最重要課題です。

■痛みが軽減されたら理学療法（ストレッチングや筋肉強化など）を促しましょう。

コラム　骨粗鬆症と骨軟化症

石灰化部と類骨がイーブンに減少するため骨総容量が減少するのが純粋な骨粗鬆症，石灰化部の減少分だけ類骨が増加するため骨総容量としては変化しないのが純粋な骨軟化症です。実際には両者の混合型が多いとされています。

第 15 章
麻痺性イレウス

1．どんな病気？

■何らかの原因で腸管内容の通過障害が生じた病態です。

■高齢者の場合，数日間以上排便がなく，腹部膨満や腸管グル音（お腹がグルグル鳴る音）の減弱が認められる場合は腸管麻痺（麻痺性イレウス）の可能性があります。

■主な症状：腹痛，腹部膨満，排便消失（便秘），排ガス停止，嘔気・嘔吐など。

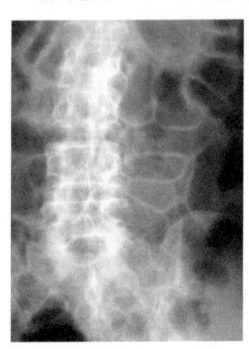

図1　麻痺性イレウスのX線写真

出典：中島洋子編著『こんなときどうする？　高齢者ケア』2006年，照林社，p. 294

■図1は麻痺性イレウスの腹部X線像です。白く縁どられた無数の多角形陰影が認められます。腸内にガスと糞便が溜まっている様です。聴診しても腸管グル音が聴こえません。

2．回復期・維持期の治療のポイント

■絶飲食（内服薬も中止する場合があります）。
■点滴（1日に1,000 ml, 400 kcal程度）。
■嘔気・嘔吐があれば制吐薬（表1）を処方。
■グリセリン浣腸。
■腸管蠕動促進薬の投与（表1）。
■ビタミン剤（ビタミンB5など）の点滴投与。
■イレウスチューブ挿入。
■便秘対策などの排便コントロール。

表1　消化管運動促進薬

一般名 (主な商品名)	特　　徴
メトクロプラミド (プリンペラン)	D2受容体阻害薬。メトクロプラミドは局所麻酔剤のプロカインが起源です。通常は制吐薬として処方されます。軽度脂溶性のため血液脳関門(BBB)を通過し中枢に移行することから錐体外路症状，頭痛，めまいなどの中枢性副作用が起こり易いので，パーキンソン病患者への投与は避けるべきです。
ドンペリドン (ナウゼリン)	D2受容体阻害薬。1982年に販売されたドンペリドンはメトクロプラミドと同じくベンズアミド誘導体ですが，メトクロプラミドを起源とするものではなく，ブチロフェノン系(ハロペリドール)の誘導体で，主として末梢のドパミン受容体に作用し胃運動の亢進，胃・十二指腸協調運動の促進及び下部食道括約筋圧を上昇させます。難脂溶性のため血液脳関門を通過しません。
モサプリド (ガスモチン)	5HT受容体刺激薬。モサプリドの起源はベンゾイソキサゾールを基本骨格とするゾニサミド(エクセグラン：抗てんかん剤)で，この基本骨格の中からアセチルコリン(ACh)遊離抑制作用をもつモサプリドが開発されました。D2受容体阻害作用がなく選択的な5HT受容体アゴニストであり，消化管内在神経叢に存在する5HT受容体のみを刺激し，AChの遊離増大を介して消化管運動促進及び胃排出促進を示すと考えられています。

これらの薬はイレウスに対しても処方しますが，本来は潰瘍や癌のような器質的疾患がないのに，胃内容物停滞に基づく上腹部不定愁訴(腹部の膨満感，悪心・嘔吐，上腹部痛，食欲不振，便通異常など)が続く病態に対して用います。わが国ではこれまでこうした病態は慣例的に「胃炎」または「慢性胃炎」と呼ばれてきましたが，最近はNUD (non-ulcer dyspepsia)と呼ぶ傾向です。

第16章
下 痢

1. どんな病気?

■便は1日1回,バナナ2本分ぐらい(水分含有量は70-80%)が出るのが理想的です。

■糞便中の水分量が80%以上になると軟便や下痢便になります。

■褥瘡の危険因子であると同時に,快適な療養生活の妨げになります。

■原因が特定できない場合が大半です。

■因果関係がはっきりしている下痢としては,脂肪吸収不全による下痢(例えば胆石手術後に脂肪便傾向),抗菌薬投与後の腸内細菌叢のアンバランス(菌交代現象)による腸炎が挙げられます。原因菌としてはクロストリジウム・デフィシール(CD, *Clostridium difficile*)が代表的です。

2. 回復期・維持期の治療のポイント

■胆嚢摘出術後であれば食事療法が主体になります。

■菌交代現象を避けるためには抗菌薬の不用意な使用を避けるしかありません。

■抗菌薬を使用せざるを得ないときは,菌交代現象ををあらかじめ予測

表1 主な止寫薬

大分類	小分類	おもな商品名
腸運動抑制剤	抗コリン薬	ブスコパン, ロートエキス, トランコロ
	塩酸ロペラミド	ロペミン
	アヘンアルカロイド	リン酸コデイン
収斂剤	ビスマス製剤	次硝酸ビスマス(注1)
	タンニン酸アルブミン	タンナルビン(注2)
	カルシウム製剤	
吸着剤	天然ケイ酸アルミニウム	アドソルビン
	薬用炭	
乳酸菌製剤	ラクトミン	ビオフェルミン
	ビフィズス菌	ラックビー
	耐性乳酸菌	エントモール, ビオフェルミンR, エンテロノンR
殺菌・防腐剤	ベルベリン系製剤	フェロベリン（A）, キョウベリン

注1：ビスマス（蒼鉛）は金属元素（元素記号 Bi）で、一般的にはあまり知られていないことですが、医薬品、顔料（化粧品）、合金、新素材などの分野で幅広く利用されています。蒼鉛といわれる理由は、鉛のように重たいが鉛より色が淡いからですが、実際にはウランとプルトニウムを除けば地球上で最も重たい金属元素です。ビスマスは、タンニンに似て、腸内でタンパクと結合して粘膜表面に難溶性の被膜を形成し、粘膜からの分泌を抑制します（下痢止め効果）。普通は次硝酸ビスマスとして処方（例、2gを1日2回分服）されます。ビスマスは重金属の一般的特性として神経系に悪影響（神経毒性）を及ぼします。中毒症状としては不安、不快感、記憶力減退、頭痛、無力感、注意力低下などが報告されていますが、通常量を数日以内の服用に留める限り、特に問題はありません。

注2：タンニン（tannin）は渋柿や栗の渋皮の渋味成分です。タンニンがタンパク質に結合して収斂するので渋く感じるわけです。この性質を応用して作られたのがタンニン酸アルブミンです。タンニン酸とタンパク質（乳性カゼイン）との化合物で、水に溶解しないため、口腔、胃ではタンニン酸の収斂作用は現れず、膵液により徐々に分解してタンニン酸を遊離して、全腸管にわたって緩和な収斂作用を及ぼします。胃腸障害を起こしにくい安全性の高い薬です。渋柿の果汁が「柿渋」でタンニンに富み、昔は防腐剤として珍重されました。柿渋を紙に塗ったものを「渋紙」といい、水に強いので、和傘、提灯などに利用されました。

表2 主な便秘薬（下剤）

一般名	特徴
酸化マグネシウム	塩類下剤。水分保持作用により便の量を増し便意を促す。骨粗鬆症の薬のビタミンD3製剤との併用により、高マグネシウム血症を起こしやすくなります。腎臓が悪いとマグネシウムが排泄されにくいので注意が必要です。
ビザコジル	刺激性下剤。直腸粘膜を直接刺激し排便反射を促します。牛乳と一緒に服用すると胃を刺激するので、空腹時の服用が原則。
ピコスルファート	刺激性下剤。胃や小腸ではあまり分解されずに大腸に達し、大腸の腸内細菌叢由来の酵素（アリルサルファターゼ）により加水分解され、ジフェノール体と硫酸ナトリウムになります。このジフェノール体が大腸粘膜を刺激し大腸運動亢進と水分吸収阻害作用を発揮して排便を促進します。
センナ	刺激性下剤。センナなどの生薬に含有されるセンノサイドA及びBなどが有効成分です。腸の刺激により便意を促しますが、副作用として腹痛を起こします。尿が黄～赤褐色になることがあります。
グリセリン	浣腸剤。腸を刺激して排便を促す。
D-ソルビトール	浣腸剤。水分保持作用により便を柔らかくする。

しましょう。

■抗菌薬使用後の下痢に対しては乳酸菌製剤などで腸内細菌叢の正常化を試みます。

■原因不明の場合はまず効き目の穏やかな止瀉薬（表1）を頓服処方して経過観察します。タンニン酸アルブミンが代表的です。

■抗コリン薬は腸管の運動・分泌を抑制し止瀉効果を得る目的で使用しますが、その薬理学的性質から、前立腺肥大、緑内障、麻痺性イレウ

ス，心疾患には禁忌。
■下痢が止まったら排便コントロールに努めます。
■排便コントロールの基本：朝食後に便意があってもなくてもトイレに誘導する，便意を我慢させない，適度な運動を促す，水分補給を促す（1日にコップ7-8杯），腹部のマッサージ，入浴などによる腹部の加温，必要に応じて緩下剤（表2）を処方する，など。

ケース1　偽膜性腸炎を起こした70歳男性

患者は自宅の屋根から転落して脊髄を損傷（T8粉砕骨折）した。救命センターに緊急搬送され一命を取り留めたが両下肢対麻痺が残った。急性期には脊椎固定術（T6-T10）を受けた。亜急性期リハ期間中に褥瘡部の感染症を起こしたため各種抗菌薬の投与を受けたところ通常の便秘薬（表2）では治まらない持続性下痢を起こした。便培養ではクロストリジウム・デフィシール陽性だったため，抗菌薬の「使いすぎ」による偽膜性腸炎と診断された。バンコマイシンの投与により軽快した。症例のポイントとしては，CDは培養困難なため，CDチェック（エンテロトキシンの検出），或いは糞便中CD抗原検査の方が現実的である。ただし，CDチェックはエンテロトキシン自体を検出するわけではない。実際にはトキシン中のグルタメートデヒドロゲナーゼ（グルタミン酸からαケトグルタル酸への酸化的脱アミドを司る酵素）を検出する。

ケース2　偽膜性大腸炎にメトロニダゾールを使用した71歳男性

患者は脳梗塞既往歴のある71歳男性で，肺炎のため地域の基幹病院で加療した。肺炎は完治したが廃用が進んだためリハ専門病院を紹介された。入院して約2週間後に下痢が始まったため，ビスマス製剤，乳酸菌製剤，コロネル細粒[注]，タンニン酸製剤などを投与したが効果がなかった。そのうちに便が水様になり，糞便中CD抗原が陽性化（便細菌培養

は陰性)したため,バンコマイシンを投与する代わりに,フラジール(一般名メトロニダゾール)を14日間投与したところ下痢が治まり,菌抗原が陰性化した。この薬は微生物のDNAの二重鎖を切断してその分裂増殖を抑制するので原虫トリコモナスだけでなくある種の細菌にも有効性があり偽膜性腸炎にも使用される。フラジールとバンコマイシンの薬価を比較してみると大きく違い,フラジール錠の約1,700円(3錠/日,14日間投与の場合)に対して塩酸バンコマイシン散は2.9‐11.5万円(500 mg‐2,000 mg/日,7日間投与の場合)。

 注:一般名はポリカルボフィルカルシウムで,過敏性腸症に適応がある。便の水分バランスを正常化するとされている。

ケース3 下痢のために褥瘡が悪化した

患者は約30年前に脊髄を損傷し両下肢麻痺が残っている85歳男性で,仙骨部褥瘡に対する皮膚移植手術をうけた後,在宅調整を兼ねたリハ目的で入院した。入院後に下痢が出現し,通常の止瀉薬投与では下痢を止めることができず褥瘡が悪化した。下痢を止めることを最優先し,アヘンを使用して一時的な腸管麻痺を誘導したところ,下痢が止まり,しばらくして褥瘡の悪化がストップした。その後しつこい下痢は再発せず,褥瘡は約1年後に完治した。

図1　褥瘡の悪化

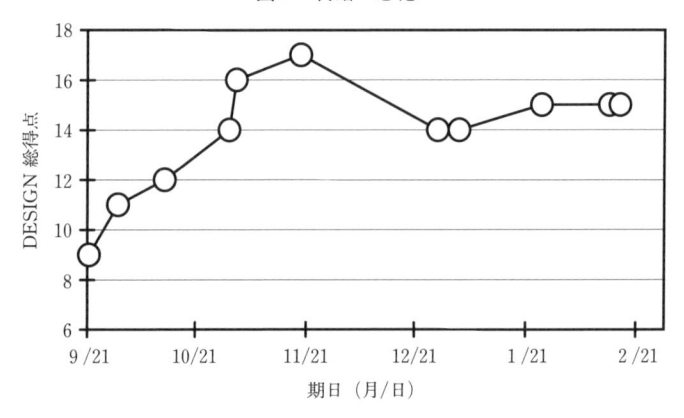

入院直後から4ヵ月間のDESIGNトレンドグラフ。縦軸はDESIGN総得点（0点＝褥瘡なし）。DESIGNは日本褥瘡学会が提唱している褥瘡評価スケールで，0点は褥瘡なしを意味する。

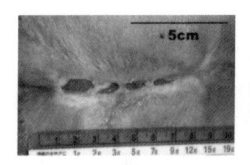

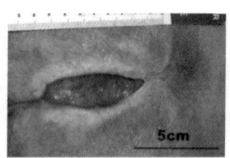

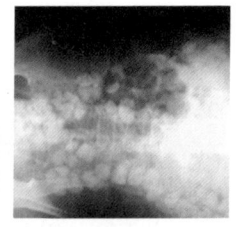

患部記録（左が9月29日，右が11月2日）とアヘン投与時の腹部X線写真（11月8日，側臥位）。

第17章
栄養障害（ミネラル・ビタミン不足）

1．ミネラル欠乏症

■最も代表的なミネラル欠乏症は鉄欠乏性貧血（ヘモグロビン不足）です。

■ヘモグロビン不足の目安：男性では13，女性では12，高齢者では男女を問わず10 g/dl以下。

■貧血は「疲れやすい」「階段を上ると息切れする」といった自覚症状で発見されるケースが一般的です。しかし，高齢者では症状が現れにくく，認知症が進行したと誤解されて治療開始が遅れるケースがあるので注意が必要です。女性は「疲れやすい」と感じても「体力がないせいだ」と思いがちなので，特に注意が必要です。

■鉄欠乏性貧血はその背景に消化性潰瘍，痔疾，大腸癌などが隠れている場合があります。

■貧血を放置すると心臓に負担がかかり心肥大や心不全を招くことがあります。

■銅が欠乏しても貧血になります。

■亜鉛が欠乏したときに出現しやすい症状は味覚障害，脱毛，皮膚病，創傷治癒の遅延などです。

2．回復期・維持期の治療のポイント

■ミネラル欠乏症は患者の栄養状態と密接に関係するので，多くの病院ではNST（Nutrition Support Team）が治療に対する提言を行います。

■治療方針はミネラル補充です。

■まずは食事療法ですが，ミネラル強化型のサプリメントを積極的に活用します。

■例えば脳卒中後に嚥下障害があり長期間の経管栄養を処方する場合にはミネラル強化型の流動食を活用します。

■中心静脈栄養管理の場合は微量元素剤（エレメンミック注など）の添加が必要です。

■食事療法で補えない分はミネラル製剤を処方します。

■鉄欠乏に対する第1選択は内服用鉄剤（クエン酸第一鉄ナトリウムなど）です。1日に100 mgの鉄を内服すると，ヘモグロビン値は，最初の4週間に約2 g/dl，次の8週間に約1 g/dl正常化します。主な副作用は吐き気と嘔吐です。副作用が強い場合には静注用鉄剤を処方します。

■亜鉛欠乏に対しては亜鉛粉末（グルコン酸亜鉛など）を処方します（コラム参照）。グルコン酸亜鉛0.3 g（正味亜鉛量は43 mg）を4週間連続投与した場合の1日当たり正常化スピードは約1 μg/dlと推定されます。特別な副作用は報告されていませんが，亜鉛を単独で内服すると血清銅値が低下するため，7-15分の1量のグルコン酸銅を併用します。

■亜鉛欠乏は薬剤性（キレート形成による亜鉛吸収障害）の場合も稀ではありません（表1）。

表1 亜鉛欠乏を起こしやすい薬物

メシル酸ペルゴリド (パーキンソン病治療薬)	塩酸プロパフェノン (不整脈治療薬)
ランソプラゾール(消化性潰瘍治療薬)	ミゾリビン(免疫抑制剤)
テガフールウラシル配合剤 (抗癌剤・代謝拮抗剤)	オーラノフィン (リウマチ治療薬)
ブシラミン(リウマチ治療薬)	

コラム 必須微量元素

体内にその存在が確認されている元素は約40種類ありますが、鉄を基準にしてそれより少量のものを微量元素、その中でも生物が生存し正常な生理機能を保持するために必要不可欠な15種類(鉄・亜鉛・銅・モリブデン・セレン・クロム・マンガン・ニッケル・コバルト・スズ・バナジウム・ケイ素・ヒ素・フッ素・ヨウ素)を必須微量元素と呼びます。これらの元素はなぜ必須(必要不可欠)なのでしょうか? キーワードは酵素です。人体内には3,000種類以上もの酵素がありますが、酵素の中には金属イオンが存在しないと正常に働くことができないものがあります。このような酵素を金属酵素、金属イオンを補助因子と呼びます。実は必須微量元素の多くが金属酵素の補助因子なのです。例えばモリブデン(和名は水鉛)。哺乳類ではモリブデンを補助因子とする金属酵素が少なくとも3つ知られています。そのうちの1つがキサンチン酸化酵素で、核酸が分解されて尿酸に変化する際に必要です。高尿酸血症(痛風)の治療薬はキサンチン酸化酵素の阻害薬です。

コラム プロマックス顆粒(一般名:ポラプレジンク)

この薬は消化性潰瘍の治療薬ですが、顆粒1g(1日の用量)に亜鉛33.9 mgを含み、亜鉛欠乏による味覚障害に対して有効であったとの報告があります。

図1 治療成績

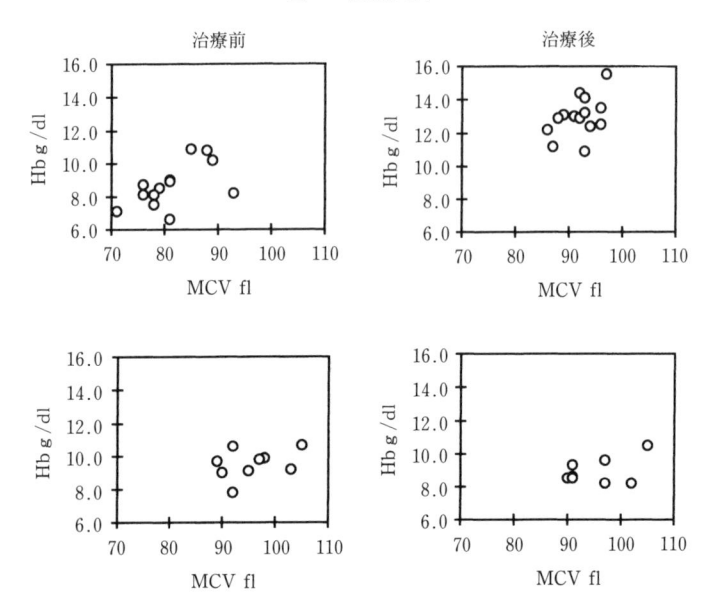

ケース1　鉄剤投与の影響

対象：23名の貧血症例（鉄欠乏性14例，非鉄欠乏性9例）

治療：フェログラジュメット（100 mg錠）1日1錠3ヵ月間内服

結果（図1）：上段は鉄欠乏性貧血，下段は非鉄欠乏性貧血の，それぞれ，治療前（左）と治療後（右）

ケース2　褥瘡例に認められた低亜鉛血症

褥瘡群：褥瘡治癒が遷延した12症例（72.9±4.2歳）

対照群：褥瘡のない同年齢層の27症例（70.7±2.5歳，褥瘡群との有意差なし）

表2 統計（亜鉛）

	症例数	平均値	標準誤差
褥瘡群	12	51.4 μg/dl	3.3 μg/dl
対照群	27	77.2 μg/dl	2.6 μg/dl

(注) 両群間に統計学上の有意差あり（p<0.001）

表3 統計（銅）

	症例数	平均値	標準誤差
褥瘡群	12	112.0 μg/dl	7.2 μg/dl
対照群	27	107.7 μg/dl	4.6 μg/dl

(注) 両群間に統計学上の有意差なし（p=0.62>0.05）

表4 統計（亜鉛銅比）

	症例数	平均値	標準誤差
褥瘡群	12	0.47	0.03
対照群	27	0.76	0.04

(注) 両群間に統計学上の有意差あり（p<0.001）

表5 統計（鉄）

	症例数	平均値	標準誤差
褥瘡群	12	34.9 μg/dl	4.6 μg/dl
対照群	27	73.0 μg/dl	5.8 μg/dl

(注) 両群間に統計学上の有意差あり（p<0.001）

3．ビタミンとは？

ビタミンは糖質，脂質，タンパク質，ミネラル以外の栄養素で，摂取しても身体の構成成分はおろかエネルギー源にすらなりませんが，細胞の代謝にとっては必要不可欠な存在です。ビタミンは脂溶性ビタミン（A，D，E，K）と水溶性ビタミン（B群，C）に大別されます（表

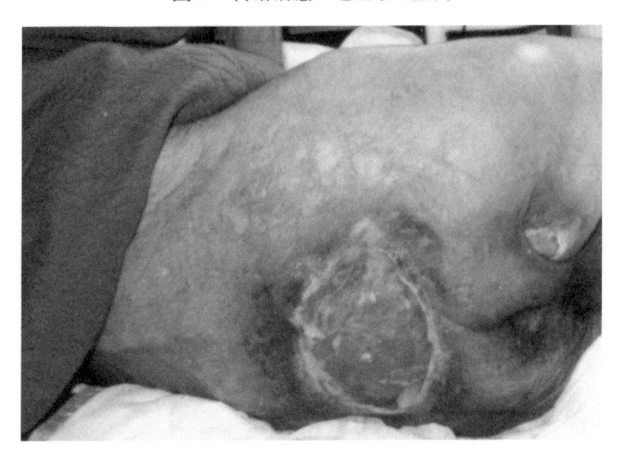

図2　褥瘡治癒が遷延した症例

患者は脳卒中を起こし寝たきりになった90歳男性。仙骨部と右大転子部に発生した褥瘡がなかなか治りませんでした。血清亜鉛は33 μg/dl, 血清銅は114 μg/dl, 亜鉛銅比は0.29, 血清鉄は40 μg/dlでした。

6)。これらのうちビタミンB群を中心に解説します。

ビタミンB1

ビタミンB1は体内でチアミンピロリン酸（＝チアミンジリン酸）に変換され、各種酵素の補酵素として働きます。代表的な酵素はピルビン酸脱水素酵素で、ビタミンB1がないとピルビン酸からアセチルCoAが作られなくなるのでTCAサイクルがストップし、ATP生産量が低下します。細胞がエネルギー不足に陥るので、エネルギーを大量に消費する臓器の機能障害、例えば心筋収縮力低下（＝心不全）が起こると予想されます。また、嫌気的解糖が進行して乳酸産生が増加し、血液中に多量の乳酸が放出されます。この状態が乳酸アシドーシス（血液中の乳酸

表6 ビタミンの分類

ビタミン		別　名
脂溶性	ビタミンA	レチノール
	ビタミンD	エルゴカルシフェロール
	ビタミンE	トコフェロール
	ビタミンK	フィロキノン
水溶性	ビタミンB1	チアミン
	ビタミンB2	リボフラビン
	ビタミンB3	ナイアシン（ニコチン酸）
	ビタミンB5	パントテン酸
	ビタミンB6	ピリドキシリン
	ビタミンB12	コバラミン
	ビタミンC	アスコルビン酸
	ビタミンM	葉酸
	ビタミンH	ビオチン

濃度＞5 mEq/l）で，最近ではビタミンB1を含まない高カロリー輸液による発症が問題視されています。

　脚気（かっけ）はビタミンB1欠乏症です。19世紀後半の欧米では脚気は東南アジアの風土病だと考えられていました。当時の欧米には患者がいなかったからです。初発症状は多彩（手足のしびれ，動悸，足のむくみ，食欲不振など）ですが，進行すると歩行困難になり，最後には心不全になります。脚気にまつわる有名なエピソードとしては明治時代の軍隊での蔓延が挙げられます。吉村昭の小説「白い航跡」（講談社）に詳しく描かれていますが，原因はビタミンB1を含まない精白米で，後年，兵食に麦飯を採用したところ患者数が激減しました。陸軍は麦飯の

導入には徹底して反対し，戦争（日清・日露戦争）になっても外地の部隊に麦を供給しませんでした。そのために日露戦争では戦闘による死傷者より多くの陸軍兵士が脚気のために死亡したと記録されています。米と麦のビタミンB1含有量を比較してみましょう。可食部100g中の含有量（単位はmgです）は，白米（精白米）が0.02，麦（大麦/押麦）が0.06，玄米が0.16。つまり麦は3倍，玄米は8倍ビタミンB1に富んでいるわけです。ビタミンB2，B3，B5，B6について調べてみても，似たような倍率（麦2–7倍，玄米2–15倍）です。

ビタミンB3

ビタミンB3（別名，ニコチン酸）の主な生理作用はNAD+，NADH，NADP+，NADPHとして酸化還元反応の補酵素として機能することです。反応例を1つだけ挙げるとすると，乳酸からピルビン酸への反応が有名です。酵素は乳酸脱水素酵素（lactate dehydrogenase）です。この反応の生理的意義は，乳酸から（ピルビン酸を経て）アセチルCoAが作られること，つまりTCAサイクルの玄関口に相当する反応であることでしょう。ビタミンB3欠乏時には，当然，乳酸からピルビン酸への反応がストップすると予想されます。

ビタミンB5

麻痺性イレウスの患者にビタミンB5（商品名はパントールなど）を加えた点滴メニューを処方するのはごく一般的ですが，なぜビタミンB5なのかについて調べてみてもハッキリした答えが得られないのが現状です。生化学的には，ビタミンB5（パントテン酸）はコエンザイムA（CoA）の合成に関与します。

コエンザイムA（CoA）の合成経路 —— 5段階

step 1）リン酸＋パントテン酸（注：パントテン酸＝ビタミンB5）

step 2）リン酸＋パントテン酸＋システイン

step 3）システインの脱炭酸

step 4）AMP＋リン酸＋パントテン酸＋脱炭酸されたシステイン

step 5）AMPの一部（正確にはリボースの3'）のリン酸化
　　　—— 完成！

ビタミンB6

食物中に含まれるビタミンB6の量は決して多くありませんが、主食としている穀物に含まれているので神経質になる必要はありません。米に関しては胚芽部に豊富なため、白米より玄米や胚芽米が摂取に有利と言えます。ビタミンB6を多く含む食物ベスト1はひまわりの種で100 g中に1 mg以上含まれています（五訂日本食品標準成分表）。おやつ用に加工された製品がスーパーなどで比較的簡単に入手できます。ビタミンB6は多種多様な生化学的反応の補酵素として働きます。脳細胞の興奮性を鎮める働きをするGABAの合成にも関与します。またGOTやGPTが関与する反応の補酵素としても重要です。グルタミン酸は脱水素酵素の働きにより酸化（正確には酸化的脱アミノ化）されαケトグルタール酸に変化しますが、その際に生成されるのがアンモニアです。この反応の補酵素がNAD+です。従って、ビタミンB3とB6はアンモニアの生成に大きな役割を果たしています。

ビタミンK

心房細動は高齢者に好発する不整脈です。心房細動を放置すると左心房内に血栓が生じそれが脳に流れて脳血管の目詰まり（脳梗塞症）を起こ

すリスクが高くなります。そこで登場するのが抗血栓薬ワルファリン（商品名ワーファリン）ですが，この薬は肝臓での血液凝固因子合成に必要なビタミンKの働きをジャマすることで血栓形成を防止するため，ワーファリン服用中はビタミンKを多く含む食品が禁忌になります。最も代表的な食品が納豆です。納豆はビタミンKが豊富なだけでなく，納豆菌が腸内でビタミンKを産生するからです。クロレラと青汁も避けた方が安全です。ビタミンKは緑黄色野菜にも多く含まれますが，日常生活で普通に食べる程度ではあまり問題にはなりません。念のために代表的な献立に含まれるビタミンK量を紹介します。1位はほうれん草のおひたし（80 g中にビタミンKが0.21 mg），2位は小松菜のおひたし（同じく75 g中に0.16 mg），3位は春菊のあえもの・おひたし（同じく50 g中に0.12 mg）。いずれも1人前です。ちなみに100 g当たりのビタミンK量のベスト3はパセリ，シソ，小松菜です。

　症例を紹介します。この方（87歳女性）は実は以前から青汁を愛飲されていましたが，入院時にそれを黙っておられました（これはもちろん病院側の責任ですが……）。ワーファリンの処方を開始しましたが，何となく効きが悪い。そこで，薬を増量してようやく維持療法期に入ることが出来ました。ところが，しばらくすると急に，ワーファリンが効き始めました。むしろ効き過ぎでした。本人に何か変わったことはなかったと訊くと「実は青汁を飲んでいたが品切れになったので1ヵ月前に飲むのを止めてしまった」とのことでした。これで納得です。因みに，この方の愛用されていた青汁の1袋あたりのビタミンK含有量は0.11 mgでした（製造元資料）。この値はビタミンKを多く含む緑黄色野菜（ほうれん草，小松菜，春菊など）に匹敵しました。

ビタミンB12と葉酸

ビタミンB12や葉酸の欠乏により生じる貧血を悪性貧血と呼びます。ほとんどは（胃切除後の胃内因子欠乏による）腸管でのビタミンB12吸収障害が原因です。関節リウマチのために葉酸阻害薬（メソトレキセート）を処方されている患者には葉酸欠乏性の悪性貧血が出現します。

ビタミンD

ビタミンDは抗くる病因子として発見された物質で，肝臓と腎臓の働きにより活性化型ビタミンDに変化し骨量を増加させる方向に働きます。ビタミンDが豊富な三大食物は魚類，椎茸などのキノコ類，および鶏卵ですが，ビタミンDは食物から摂取する以外に日光（紫外線）を浴びると皮膚の中に形成されます。高齢になると骨量が減少し骨折リスクが高まりますが，原因の1つとして，高齢者はもともと屋内で過ごすことが多い上に，日光浴しても皮膚で十分量のビタミンDを合成できず，そのためにビタミンD不足になりやすいことが挙げられます。最近，UVカット率の高い日焼け止めクリームやローションが盛んに宣伝されていますが，UVカットもほどほどが一番かも知れません。

第18章
血小板減少症

1．どんな病気？

■血液中の血小板数が減少する病態で，目安は 10 万/mm³ 以下です。
■原因は血小板の生産低下，血小板の破壊亢進，体内分布異常に大別されます。
■生産低下の代表例は多発性骨髄腫，再生不良性貧血，薬剤性巨核球障害です。
■破壊亢進の代表例は自己免疫疾患（特発性血小板減少性紫斑病など）ですが，キニジンやリファンピシンによる血小板抗体産生メカニズムもあります。
■体内分布異常とは具体的には（肝硬変による）脾腫を意味します。脾臓における鬱血の結果，血小板破壊が亢進されると考えて差し支えありません。

2．回復期・維持期の治療のポイント

■原因を探しますが，療養病棟で遭遇する症例の大半は薬剤性です（表1）。
■原因として可能性の高い薬の中止を検討します。

表1 高頻度に血小板減少症を起こす薬物

薬理作用	一般名	主な商品名
抗てんかん薬	カルバマゼピン	テグレトール
	バルプロ酸	デパケン
	フェニトイン	アレビアチン
抗血小板凝集薬	チクロピジン	パナルジン
抗凝固薬	ヘパリン	ヘパリン
抗炎症薬	インドメタシン	インダシン
心不全治療薬	ジギトキシン	ジギトキシン
抗不整脈薬	プロカインアミド	アミサリン
	キニジン	キニジン
利尿薬 (サイアザイド系)	ヒドロクロロチアジド	ダイクロトライド
	トリクロルメチジド	フルイトラン
抗潰瘍薬	シメチジン	タガメット
	ラニチジン	ガスター
抗結核薬	リファンピシン	リファジン
ホルモン療法薬	ビカルタミド	カソデックス

■血小板数が5‐10万/mm³の場合は出血リスクが高いことに留意して経過観察しますが，ヘパリンやチクロピジンを投与されている場合は他剤に変更します。アスピリンに変更する場合はアスピリンにも再生不良性貧血を起こすリスクがあるので注意しましょう。

■血小板数が2‐3万/mm³の場合は輸血を行います。

ケース1 バルプロ酸による血小板減少症

患者は心原性脳梗塞（2日後に脳出血を合併）後のリハ目的で入院した64歳男性。急性期には減圧開頭術と頭蓋形成術を受けていた。基礎疾患は高血圧，心房細動，および糖尿病。主な持参薬はデパケン（一般名バルプロ酸，1,200 mg/日），抗凝固薬ワーファリン（一般名ワルファリ

表2 デパケンと抗血栓薬との相互作用

併用薬	危険性	備考
ワーファリン	ワーファリンの作用⇧	
アスピリン	デパケンの作用⇧	ケース1における血小板減少の原因だった可能性が高い

図1 血小板数の経過

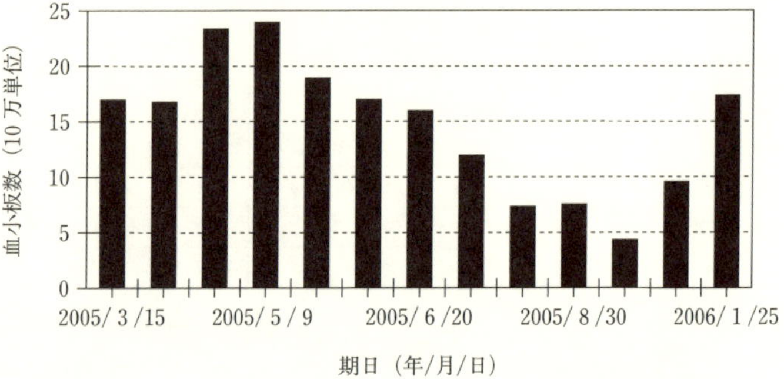

ン，4.5 mg/日），ラニラピッド（一般名メチルジゴキシン，0.1 mg/日），およびノルバスク（一般名アムロジピン，5 mg/日）。初診時の体重は69 kg，後遺症としては四肢麻痺，構音障害，嚥下障害を認めた。血小板数は約17万mm³だった。入院して約2ヵ月間経過した時点で抗血栓薬をワーファリンからバイアスピリン（一般名アスピリン，100 mg/日）に変更したが，約1ヵ月後から血小板数が減少し始めたためデパケンの副作用を疑い，デパケン減量・中止計画を立てた。半年後に血小板数が5万/mm³以下に下がった時点で計画を実行に移し，1,200 mgから800 mg，400 mg，200 mgへと段階的に，痙攣発作の出現に注意しながら，ゆっくりと減量した。減少していた血小板数が比較的速やかに回復した。デパケンの副作用による血小板減少と判断したが，ワーファリンからバイア

スピリンへの変更が副作用出現のきっかけを作った可能性が示唆された。なお，デパケン血中濃度は 1,200 mg 内服時で 67 μg/dl，800 mg 内服時で 66 μg/dl，400 mg 内服時で 39 μg/dl だった。この間体重は 2 kg しか減らなかった。

ケース 2　ホルモン療法薬ピカルタミドによる血小板減少

患者は 76 歳男性で，約 2 ヵ月前に脊髄損傷（前立腺腫瘍の骨・左総腸骨リンパ節転移）による対麻痺・腰痛症（左水腎症を合併）を指摘されホルモン剤カソデックス（一般名ピカルタミド，80 mg/日）の投与を受け始めた。その直後に肺塞栓症を起こし下大静脈へのフィルター留置を含む集中治療を受けた後のリハ目的で入院した。主な既往症は高血圧と慢性 C 型肝炎，および約 50 年前の結核。入院後のホルモン療法は泌尿器科クリニックが担当した。入院時の血小板数が 6.5 万/mm³ だったため，カソデックスの副作用を疑った。同時に持参したガスター（一般名ラニチジン，20 ng/日）が犯人の可能性もあったが，ガスター中止後も血小板減少が続いた。ホルモン療法の結果，腫瘍マーカー PSA の値が表 3 のような時系列で減少し，それに伴ってカソデックス用量も漸減されたところ，血小板数が 14 万/mm³ まで回復した。

表3　PSA 値の経過

検査日	入院5週間前	入院5週目	入院6週目	入院3ヵ月後	入院7ヵ月後
PSA	2,100	280	221	22.4	1.5

第19章
前立腺肥大症

1. どんな病気？

■前立腺肥大症は高齢男性の排尿障害では最も頻度の高い疾患です。

■前立腺は男性生殖器の1つで下部尿路を形成する臓器で，組織学的には腺組織と線維筋間質成分からなり，外腺領域と内腺領域に分かれます。前立腺肥大症は組織学的に上皮と間質成分の増殖（過形成）が主体で，主に内腺領域の腫大で起こる疾患です。

■70歳以上の男性の70％に組織学的前立腺肥大症が存在すると報告されています。

■前立腺肥大症は非常に緩徐に進行する場合が多く，そのために排尿障害によるQOLの低下は老齢化の一部分と認識されがちです。発症には加齢と男性ホルモンが重要ですが，発症メカニズムの詳細は不明です。

■前立腺肥大症における排尿障害は前立腺による尿道抵抗の増大で起こると理解されています。この閉塞様式として静的閉塞（単に前立腺が腫大して尿道を圧迫して閉塞）と動的閉塞（前立腺の平滑筋成分の緊張によってもたらされる閉塞）があります。臨床的にはこれらすべてを前立腺肥大症として扱います。

2. 回復期・維持期の治療のポイント

■前立腺肥大症はあらゆる排尿症状を呈する原因になると考えられています。

■主訴は蓄尿症状（頻尿，尿意切迫感，切迫性尿失禁），排尿症状（尿勢低下，尿線途絶，排尿遅延，腹圧排尿），排尿後症状（残尿感，排尿後尿滴下）などですが，尿閉の原因となり腎機能不全を起こす場合もあります。尿路感染症や尿路結石の危険因子にもなります。

■前立腺の腫大と排尿障害の出現頻度はある程度は相関します。しかし，見かけ上は腫大していない前立腺でも動的閉塞が強く症状が重い場合もあります（図1）。

■前立腺癌との鑑別が重要でPSA（前立腺特異抗原）を測定する必要があります。

■症状を正確に把握するためにIPSS（国際前立腺症状スコア）による評価が推奨されます（図2）。総点数が35点満点で，0-7点が軽症，8-19点が中等症，20点以上が重症です。

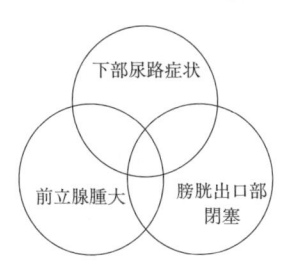

図1　前立腺肥大症の概念

前立腺肥大症には3つの要素が含まれていますが，それらすべてが重なるわけではありません。前立腺腫大がなくても膀胱出口部閉塞や下部尿路症状が出現することがあります。

表1　国際前立腺症状スコア（IPSS）および QOL スコア

国際前立腺症状スコア（IPSS）

	まったくなし	5回に1回の割合未満	2回に1回の割合未満	2回に1回の割合	2回に1回の割合以上	ほとんど常に
1．最近1ヵ月間，排尿後に尿がまだ残っている感じがありましたか。	0	1	2	3	4	5
2．最近1ヵ月間，排尿後2時間以内にもう一度行かねばならないことがありましたか。	0	1	2	3	4	5
3．最近1ヵ月間，排尿途中に尿が途切れることがありましたか。	0	1	2	3	4	5
4．最近1ヵ月間，排尿をがまんするのがつらいことがありましたか。	0	1	2	3	4	5
5．最近1ヵ月間，尿の勢いが弱いことがありましたか。	0	1	2	3	4	5
6．最近1ヵ月間，排尿開始時にいきむ必要がありましたか。	0	1	2	3	4	5
7．最近1ヵ月間，床に就いてから朝起きるまで普通何回排尿に起きましたか。	0回／0	1回／1	2回／2	3回／3	4回／4	5回以上／5

1から7の点数合計　　　

QOL スコア（QOL index）

満　足　度	大変満足	満足	大体満足	満足・不満のどちらでもない	不満気味	不満	大変不満
1．現在の排尿の状態が今後一生続くとしたらどう感じますか。	0	1	2	3	4	5	6

表2 前立腺肥大症の重症度判定

重症度	1. 症状	2. QOL	3. 機能		4. 形態
	IPSS	QOLスコア	最大尿流率	残尿量	前立腺容積
軽 症	0〜7	0, 1	≧15 ml/s かつ <50 ml		<20 ml
中等症	8〜19	2, 3, 4	≧5 ml/s かつ <100 ml		<50 ml
重 症	20〜35	5, 6	<5 ml/s または ≧100 ml		≧50 ml

表3 前立腺肥大症の重症度判定（その2）

全般重症度	重症度判定項目数		
	軽 症	中等症	重 症
軽 症	4 3	0 1	0 0
中等症	不問 不問	≧2 不問	0 1
重 症	不問	不問	≧2

症状，QOL，機能，形態についてそれぞれ判定し，それぞれの評価がいくつあるか全般重症度で判定しますが，機能については専門医による評価が必要です。薬物治療対象になるのは軽症と一部の中等症です。

■超音波による前立腺体積測定，尿流量測定検査，残尿測定を行い，IPSSと併せ全般重症度判定を行います（表2，3）。

■軽症〜中等症の場合は薬物治療が選択されます。α1遮断薬が第一選択で，その効果については十分実証されています。α1遮断薬は蓄尿症状と排尿症状の両方に効果があります。現在，その薬理学特性からα1A遮断薬（商品名ハルナール，ユリーフなど）とα1D遮断薬（商品名フリバス，アビショットなど）が主に使用されています。

■薬物療法の効果は早期に現れ，その効果が持続するものは長期内服可

能です。しかし，初期治療で充分な効果が得られない場合は持続内服でも効果が期待出来ないため，外科的治療が推奨されます。専門医に紹介してください。

■ $\alpha 1$ 遮断薬以外では，古くから植物抽出製剤，抗男性ホルモン剤などが使用されていますがその効果については賛否両論です。抗コリン薬は禁忌とされてきましたが，「過活動膀胱」の提唱によって頻尿を伴う前立腺肥大症でも $\alpha 1$ 遮断薬との併用でその効果が期待できると報告されています。

コラム　夜間頻尿は前立腺肥大症の特有症状か？

夜間頻尿を訴える高齢者は非常に多く見受けられます。以前から前立腺肥大症によって夜間頻尿が起こると考えられていましたが本当にそうでしょうか？　実際に前立腺肥大症と診断されている患者を対象に $\alpha 1$ 遮断薬で加療すると夜間排尿回数の減少が見られます。しかし完全に改善出来るわけではありません。実は最近の報告で夜間頻尿の中にはかなりの割合で「夜間多尿」がいることがわかってきました。夜間多尿を「夜間排尿量が1日排尿量の35％以上になること」と定義すると，高齢者ほどその傾向が強いことが報告されています。夜間の抗利尿ホルモンの低下や早朝高血圧，慢性心不全による昼間の下腿浮腫などが原因ではないかという説，また睡眠障害も夜間頻尿の原因のようです。快適な睡眠が得られない患者のほうが夜間頻尿傾向であるとも報告されています。また前立腺肥大症とは関係なく，過活動膀胱によって夜間頻尿が引き起こされている可能性もあります。これらの問題を解決するためには泌尿器科，循環器科，精神科などとの連携が大切であると思われます。

第20章
過活動膀胱

1．どんな病気？

■正常な下部尿路機能とは，排尿機能（尿を出す）と蓄尿機能（尿を溜める）からなります。このうち蓄尿機能に費やす時間は1日の大半で，もしこの機能が障害されると昼間頻尿（昼間の覚醒時に排尿回数が多すぎる），夜間頻尿（排尿のために夜間1回以上覚醒しなければならないという愁訴），尿意切迫感，尿失禁などが観察されます。最近この蓄尿障害のなかで尿意切迫感を愁訴とするものを「過活動膀胱」と定義されました。

■過活動膀胱とは「尿意切迫感を必須とした症状症候群」であり頻尿を伴います。切迫性尿失禁の有無は問いません。尿意切迫感とは「急に起こる抑えることの困難な愁訴」を指し，これは診断に必須です（図1）。

■日本排尿機能学会によるアンケート調査では，日本国内で「1日8回以上の排尿および尿意切迫感週1回以上」を訴える40歳以上の男女は，全体の12.4％であることが報告されています。図2に示すように，加齢によりその頻度が上昇します。性差に関しては男性のほうが若干高いようです。

図1 過活動膀胱の概念

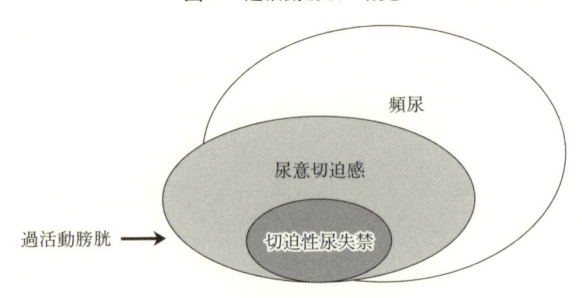

過活動膀胱 → 頻尿／尿意切迫感／切迫性尿失禁

尿意切迫感とは「急に起こる抑えることの困難な愁訴」を指します。

図2 過活動膀胱の有病率

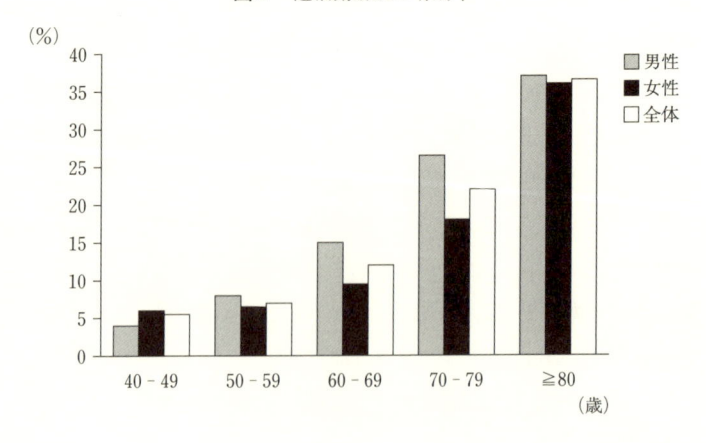

■病因としては神経因性と非神経因性に分類されますが，まだ詳しくは解明されていないのが現状です．脳血管障害，パーキンソン病，多系統萎縮症，脊髄疾患，下部尿路閉塞疾患，加齢，骨盤底の脆弱化，特発性などが病因と考えられています．

2. 回復期・維持期の治療のポイント

■過活動膀胱は頻度が高い疾患です。

■患者は「尿意が突然来て，トイレまで間に合わない」などと訴えます。このような症状から過活動膀胱と診断出来ます。

■同様の症状を起こす可能性のある下部尿路の器質的疾患を鑑別することが重要です。鑑別疾患としては，膀胱癌，膀胱結石，間質性膀胱炎，前立腺癌，女性性器疾患，尿路感染症，多尿，多飲などがあげられます。

■図3に診療アルゴリズムを示します。尿検査や残尿量測定は必須で，血尿や尿路感染症を認めた場合は専門医の紹介が必要です。

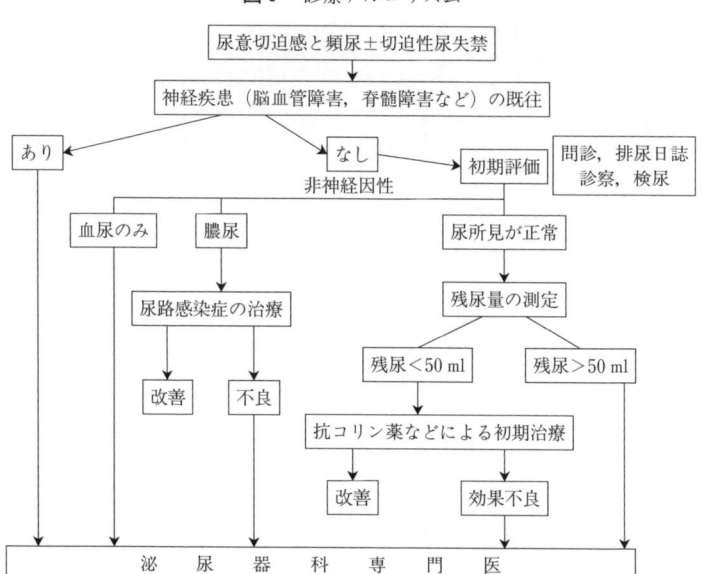

図3 診療アルゴリズム

```
尿意切迫感と頻尿±切迫性尿失禁
          ↓
神経疾患（脳血管障害，脊髄障害など）の既往
   ↓              ↓
  あり           なし  →  初期評価 ── 問診，排尿日誌
              非神経因性              診察，検尿
         ↓      ↓           ↓
       血尿のみ  膿尿       尿所見が正常
                ↓              ↓
           尿路感染症の治療    残尿量の測定
              ↓    ↓         ↓         ↓
             改善  不良    残尿<50 ml   残尿>50 ml
                            ↓
                      抗コリン薬などによる初期治療
                            ↓       ↓
                           改善    効果不良
                            ↓
             泌 尿 器 科 専 門 医
```

図4　エコーによる残尿測定

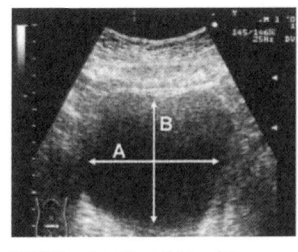

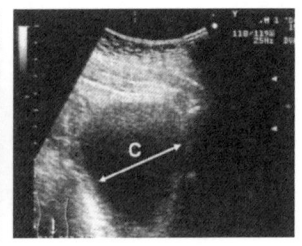

残尿量＝A×B×C×π/6

■経験的に抗コリン薬が有効です。但し抗ムスカリン作用により口渇，便秘などの副作用が出現します。最近は副作用の軽減された新薬も開発されています。

■抗コリン薬は口渇などの副作用から服薬コンプライアンスが問題になることがあります。

■抗コリン薬を投与すると残尿を形成し排尿困難が出現する場合もあります。定期的にエコーなどを用いた残尿測定を推奨しています（図4）。

■前立腺肥大症を伴う男性の場合，抗コリン薬は禁忌とされてきましたが，最近では $\alpha 1$ 遮断薬を第一選択薬として，追加的に使用する方法も提唱されています。

■生活指導や膀胱訓練などの重要性も指摘されています。

コラム　排尿日誌のすすめ

排尿とは人間の行動の1つであり，またそれは人それぞれで，正確かつ具体的に患者の排尿行動を把握するのは困難です。これを解消するのが排尿日誌です。煩雑ではありますが，排尿日誌からは様々な情報が得られます。排尿回数，1回排尿量，夜間排尿回数，尿意切迫感の有無，尿失禁の

有無を指定した表（図1）に記入してもらい，外来問診時に活用します。過活動膀胱の場合は1回排尿量の減少，尿意切迫感が見られることが特徴です。また夜間尿係数（夜間排尿量／1日排尿量）を計算すると夜間頻尿が膀胱容量の低下によるものなのか，また夜間多尿によるものなのか（夜間排尿量／1日排尿量＞35％）が正しく判断出来ます。食事や水分摂取状態などにも注意を払うべきで，極度にコーヒーや緑茶などのカフェインの多い水分を大量に取っていたために頻尿に悩んでいたケース，また医療サイドから水分摂取を促され盛んに水分を取っていたために頻尿になっていたケース，利尿剤の使用による頻尿など，生活指導が鍵になる場合もあります。

図1　排尿日誌

排尿回数　排尿量　尿失禁の記録

あなたの排尿状況を正しく把握するために大切な記録です。
尿失禁（尿漏れ）が起きた場合には×印をつけてください。
昼間は起きている時，夜間は就寝後（眠りについた後）を意味します。

年　　月　　日

| 昼　間 (目を覚ましている間) || 夜　間 (眠りについた後) ||
時　間	排尿量 尿失禁(×)	時　間	排尿量 尿失禁(×)

資料編

1．ワルファリン

名前の由来

ワルファリンという名前はウィスコンシン農業研究基金（Wisconsin Agriculture Research Foundation）の「WARF」とクマリン系薬物の語尾「ARIN」に由来します。ウシが出血死する原因を究明する研究から生まれた薬物です。我が国ではエーザイが製造しワーファリンとして登録しています。従って，ワーファリンは商品名で，一般名はワルファリン（日本薬局方はワルファリンカリウム）です。

血栓形成メカニズム

血栓形成は1次過程（血小板の凝集・粘着）と2次過程（フィブリン網による強化）に分かれます。従って，そのメカニズムを理解するためには「血小板凝集メカニズム」と「フィブリン形成メカニズム＝血液凝固メカニズム」を理解すればよいということになります。血液凝固に関する基礎中の基礎は下図に示す反応です。

```
プロトロンビン ──────→ トロンビン
                           ⇩
          フィブリノーゲン ──────→ フィブリン
```

表1 代表的なビタミンK依存性凝固因子

因子名	通　称	機　能	主な基質
II	プロトロンビン	プロテアーゼ	フィブリノーゲン
VII	プロコンバーチン	プロテアーゼ	IX因子
IX	クリスマス因子	プロテアーゼ	X因子
X	スチュアート因子	プロテアーゼ	II因子
	プロテインC	プロテアーゼ	V因子
	プロテインS	補酵素	VIII因子

血液凝固にはIからXIIIまで12種類（VIは欠番）の凝固因子，および番号の付されていない他の何種類かの因子が関与しますが，これらのうち前者4つ（II, VII, IX, X）と後者2つ（表1）は肝臓でビタミンK依存性に合成されます。なぜビタミンK依存性かというと，合成の最終段階，すなわち各因子前駆体のアミノ末端側に存在するグルタミン酸残基をγカルボキシグルタミン酸残基に変換する反応がKH2（還元型ビタミンK）およびビタミンK依存性カルボキシラーゼを必要とするからです。II, VII, IX, X因子はγカルボキシグルタミン酸残基を持って初めてプロテアーゼとしての機能を獲得します。

ワルファリンの薬理作用

ワルファリンは肝臓でビタミンK依存性凝固因子の合成を阻害することにより抗凝血作用，抗血栓形成作用を示します。合成阻害メカニズムとしては，ビタミンK代謝サイクルのビタミンK依存性エポキシドレダクターゼとビタミンKキノンレダクターゼの不可逆的な阻害が証明されています。その結果，凝固活性を有しない（グルタミン酸残基のままの）凝固因子（PIVKA：Protein Induced by Vitamin K Antagonist）が増加し，抗凝血効果，抗血栓効果が得られるとされています。つまり，ワルファリンはビタミンKの代謝サイクルを阻害し，ビタミンKの肝臓

における再利用を止めることによって効果を発揮するとまとめることができます。そのため効果発現が遅く，かつ in vivo でしか効果を発揮しません。治療域濃度（後述）のワルファリンはビタミン K 依存性凝固因子の産生を 30 – 50 ％抑制し，それらの活性を 10 – 40 ％減少させます。

INR 推奨値

1982 年に WHO が提唱したシステムで，現在では多くの医療機関がワーファリン投与量モニターとして採用しています。患者血漿プロトロンビン時間（PT）を測定し，次式に代入して求めます。INR ではなく PT-INR と表記しても可。

$$INR = (患者血漿 PT 秒 \div 正常血漿 PT 秒)^{国際感度指数}$$

ワーファリンの治療域濃度として推奨されている INR 値（2.0 – 3.0）の根拠は ACCP/NHLBI Consensus 1995 による推奨 PT-INR 値（表 2）です。

表2 推奨 INR

適　応　症	推奨 PT-INR
術後の深部静脈血栓の予防（一般の外科手術後） 腰部手術と骨折における術後深部静脈血栓症の予防 心筋梗塞における静脈血栓塞栓症の予防 静脈血栓症の治療 肺塞栓症の治療	2.0 – 3.0
一過性脳虚血発作	?
生体人工弁置換例 心房細動 心臓弁膜症 反復性の深部静脈血栓症，肺塞栓症	2.0 – 3.0
心筋梗塞を含む動脈疾患 機械人工弁置換例	2.5 – 3.5
反復性体循環系塞栓症	2.0 – 3.0

図1　検査方法

凝集刺激物質を加える

測定開始直後　　　測定開始1-2分　　　測定開始5分

血小板塊

曲線の到達した最大値を読みます。報告書には最大値到達時間も記載します。

例：91％　　4.8 min

凝集刺激物質添加

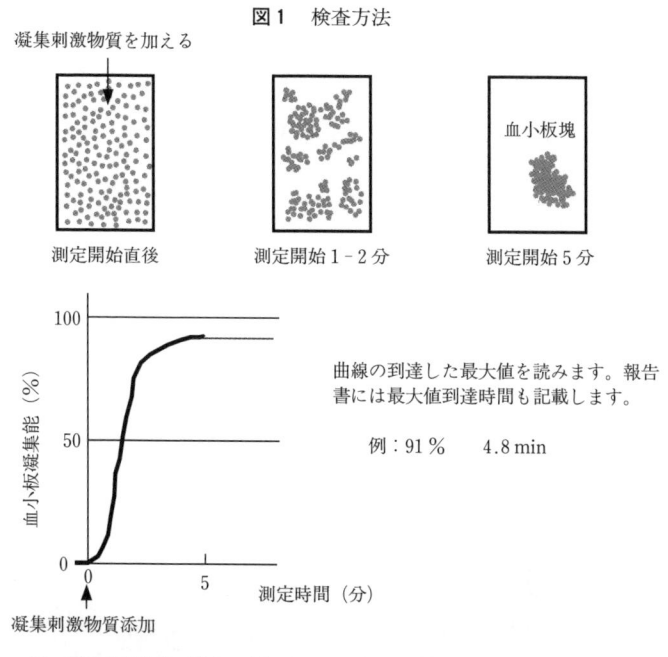

図の縦軸は凝集能（単位は％）を示します。正常値の目安は60％です。

2．アスピリン

血小板機能検査の測定原理

3.8％ヘパリン加血液より得た多血小板血漿（PRP: platelet rich plasma）を特殊なガラス管「キューベット」に入れて攪拌しながら凝集刺激物質を添加します。凝集刺激物質としてはADP (adenosine diphosphate)，アドレナリン，コラーゲンのいずれかを使用します。血小板が凝集するにつれてPRPの濁り度が減少（透明度が増加）します。血小板凝集能とはこの透明度のことです。

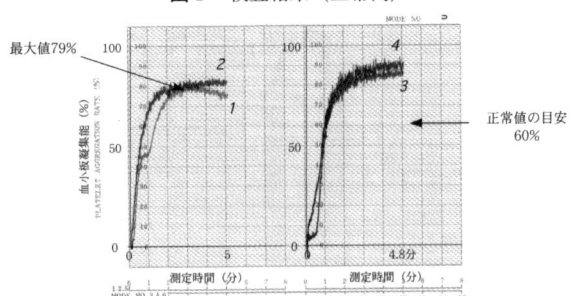

図2　検査結果（正常例）

検査結果の読み方
図の縦軸は凝集能（単位は%）を示します。検査1は刺激物質がADP（1μM）の場合で，刺激開始後3.4分で最大値79%に達しています。この最大値を読みとります。検査結果は表3のようにまとめます。

表3　血小板凝集能

	刺激物質	凝集能	測定時間
検査1	ADP（1μM）	79%	3.4分
検査2	ADP（2μM）	82%	4.2分
検査3	コラーゲン（2μg/ml）	86%	4.8分
検査4	アドレナリン（2μg/ml）	91%	4.8分

検査結果の生データ（正常例）
非薬物群190例（男性79例，女性111例）から得られたデータの統計基本値（平均±SEM）を表4に示します。

血小板凝集能に対するアスピリンの抑制効果（1例報告）
バイアスピリン（100 mg錠，朝1錠）の服用前と服用を開始して半年後の検査結果を図3と表5に示します。

非薬物群190例とアスピリン群64例との間での両群間のデータに対応のないt検定を行った結果を表6に示します。検査1-4すべてに有意

表4 正常例の統計基本値

	血小板刺激薬	男性	女性	全体
検査1	ADP 2 μM	47.5±3.5	55.1±2.8	52.0±2.2
検査2	ADP 4 μM	66.7±1.8	67.4±1.7	67.1±1.2
検査3	コラーゲン 2 μg/ml	63.0±2.7	65.8±2.3	64.6±1.7
検査4	アドレナリン 2 μg/ml	77.1±2.9	75.1±2.8	76.0±2.0
症例数		79	111	190
年　齢		69.1±1.7	74.7±1.4	72.4±1.1

検査結果（凝集能）の単位は%。検査結果の男女差については年齢のみに危険率1.5%で有意差あり（異なった2群間のt検定）。

図3 アスピリンの効果（生データ）

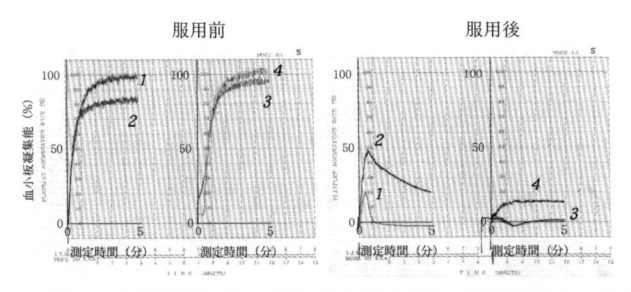

図の縦軸は血小板凝集能（%），横軸は測定時間（分）。図中の数字1-4は表3中の数字1-4で示した凝集刺激薬を表します。服用前（左）と服用後（右）。

表5 アスピリンの効果（まとめ）

	刺　激　物　質	服用前	服用後	抑制率
検査1	ADP（1 μM）	99 %	20 %	78 %
検査2	ADP（2 μM）	83 %	47 %	43 %
検査3	コラーゲン（2 μg/ml）	96 %	3 %	97 %
検査4	アドレナリン（2 μg/ml）	101 %	15 %	85 %

服用前の凝集能を基準とした場合のアスピリンの効果を抑制率と定義しました。抑制率100%とは完全な抑制を意味します。

表6 有意差検定

	非薬物群	アスピリン群	有意差（p値）
検査1	49.5±2.3	38.9±3.0	あり（p値＝0.0017）
検査2	67.6±1.3	52.7±2.3	あり（p値＜0.0001）
検査3	66.1±1.8	24.2±3.1	あり（p値＜0.0001）
検査4	76.9±2.1	38.6±3.0	あり（p値＜0.0001）

検査結果の単位は％。

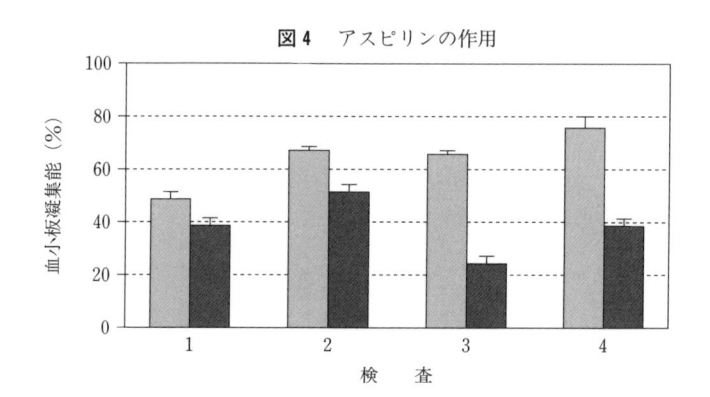

図4 アスピリンの作用

差がありましたが，抑制率は検査3が最大でした。年齢は非薬物群72.4±1.1歳（平均±SEM，n＝190），アスピリン群70.1±2.0歳（平均±SEM，n＝64）で，両群間に有意差はありませんでした（p値＝0.308）。

以上の結果をグラフにすると図4のようになり，現在までのデータからは，検査3が最も鋭敏にアスピリンの効果を検知出来るのではないかと思われます。

表7 血小板凝集能に対するチクロピジンの作用

	非薬物群	チクロピジン群	有意差（p値）
検査1	49.5±2.3	24.1±4.7	あり（p値＝0.0011）
検査2	67.6±1.3	46.2±5.2	あり（p値＜0.0001）
検査3	66.1±1.8	52.4±7.8	なし（p値＝0.078）
検査4	76.9±2.1	82.8±8.1	なし（p値＝0.393）

検査結果の単位は％。

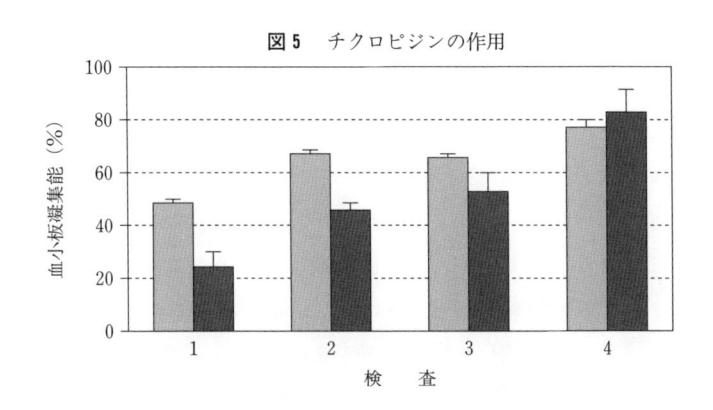

図5 チクロピジンの作用

チクロピジンの作用

非薬物群190例とチクロピジン群13例との間の有意差検定（両群間に対応のないt検定）を表7に示します。検査1と検査2に危険率0.5％以下（p値＜0.005）で有意差が認められました。両群間の年齢には有意差なし（p値＝0.443）。実際のデータは非薬物群が72.4±1.1歳（平均±SEM, n＝190），ワーファリン群が69.1±3.2歳（平均±SEM, n＝13）。

以上の結果をグラフにすると図5のようになり，現在までのデータからは，検査1が最も鋭敏にチクロピジンの効果を検知出来るのではない

かと思われます。

アスピリンジレンマ
酵素シクロオキシゲナーゼ（COX）はアラキドン酸からプロスタグランジン（PG）を合成する反応を触媒します。アスピリンはこの酵素を不可逆的に阻害することによりPG合成を阻害します。PG合成の阻害はトロンボキサンA2（TXA2）の生成を抑えるので，アスピリンには抗血小板作用があります。アスピリンの抗血小板作用は数日間以上持続します。最も多用されているのはバファリン81 mg錠やバイアスピリン100 mg錠です。小児用バファリンCの成分はアセトアミノフェンなので，血栓を予防する目的で用いても効果はありません。アスピリンの抗血小板作用の本態はTXA2の産生抑制ですが，大量のアスピリンを投与すると血管内皮細胞のCOX抑制により，血小板凝集抑制作用を持つPGI2（所謂，プロスタサイクリン）の生成が抑制されてしまいます。これを「アスピリンジレンマ」と呼びます。ただし，血小板のCOXの方が，血管内皮細胞のCOXよりも約250倍もアセチル化の反応速度が大，つまり，アスピリンにより抑制されやすいことがわかっています。現在では「アスピリンジレンマ」を回避するために比較的少量（80－160 mg/日）を用いるのが主流で，低用量アスピリン療法として認知されています。

抗血栓薬の選択頻度
表8は130床のリハ専門病院で実施した入院時の抗血栓薬の持参状況（調査期間は2年間）です。間接的に紹介医（地域基幹病院）での抗血栓薬処方状況を反映しています。念のため，抗凝固～抗血栓作用を示すとされるカルシウム拮抗薬も勘定してみました。アスピリン群（バイア

表8 抗血栓薬の持参状況

商品名	一般名	例数	頻度(%)	薬効分類
バイアスピリン	アスピリン	107	32.4	血小板凝集抑制
バファリン	アスピリン	25	7.6	
アスピリン	アスピリン	6	1.8	
パナルジン	チクロピジン	17	5.2	
チクピロン	チクロピジン	16	4.8	
プロサイリン	ベラプロスト	13	3.9	
アンプラーグ	サルポグレラート	4	1.2	
エパデール	イコサペント酸	4	1.2	
プレタール	シロスタゾール	4	1.2	
サアミオン	ニセルゴリン	18	5.5	脳循環・代謝賦活
ワソラン	ベラパミール	14	4.2	抗狭心症
ユベラN	ニコチン酸系	11	3.3	血管拡張
プロレナール	リマプロスト	3	0.9	
ニトロ系	硝酸薬	24	7.3	冠拡張
ペルサンチン	ジピリダモール	4	1.2	
メチコバール	ビタミンB12	23	7.0	
ワーファリン	クマリン製剤	68	20.6	抗凝固
カルシウム拮抗薬	ノルバスクなど多数	133	40.3	チャネル阻害

スピリン,バファリン,アスピリン)が全体の約42%,チクロピジン群(パナルジン,チクロピジン)の4倍以上の頻度,を占めます。2番目はワーファリンです。

3．バルプロ酸の血中濃度投与比（LD比）

調査方法

期間：2001年2月 - 2003年3月

対象：バルプロ酸以外の抗痙攣薬が処方されていない14例（データ総

数33)

結果と考察:LD比は約3.0。つまり,血中濃度は体重当たり投与量の約3倍になると予想可能(図6)。言い換えれば,3倍から大きくズレ

表9 LD比に関する統計基本値

	投与量 mg/kg	血中濃度 μg/ml
平　均	13.6	43.2
標準誤差	1.4	4.0

図6 バルプロ酸のLD比

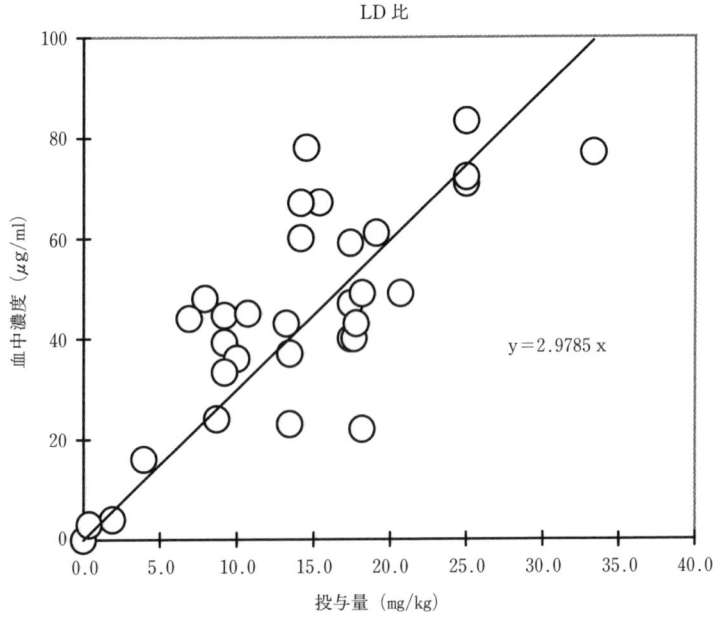

LD比

$y = 2.9785\, x$

横軸:投与量(mg/kg)　縦軸:血中濃度(μg/ml)

バルプロ酸の体内薬物動態は厳密には対数曲線型ですが,投与量が40 mg/kg以下の場合には,一次動態(first-order-kinetics)に従うと仮定してLD比を計算しても構わないとされています。

た濃度の場合は，何らかの相互作用を疑ってみる必要があります。

調査結果の利用例を紹介します。Ⅰさん（68歳男性）はバルプロ酸を処方されたまま紹介入院しました。投与量（20.8 mg/kg）から予想される血中濃度は 62.4 μg/ml，実際の測定値は 58.4 μg/ml，つまり予想値と実測値がかなり一致しました。Ⅰさんにはバルプロ酸と相互作用を起こしそうな薬は処方されていませんでした。

4．抗てんかん薬を処方した疾患別分類

図7は，抗てんかん薬が処方されたままリハ専門病院に紹介された64症例について，その原因疾患を調査した結果です。症例数が少ないのが難点ですが，脳卒中群（脳梗塞，脳出血，くも膜下出血）が全体の約6割を占めます。脳挫傷群は脳出血やくも膜下出血を伴わない症例です。脳腫瘍群には原発性・転移性脳腫瘍，それらの腫瘍摘出例，および再発・再手術例を含みます。その他の疾患は多発性硬化症，神経ベーチェットなど多彩です。

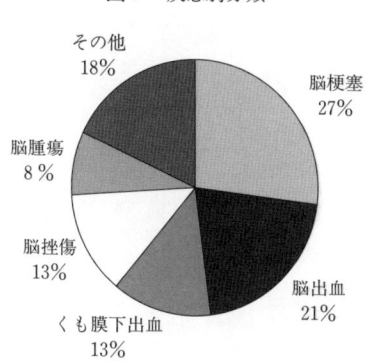

図7　疾患別分類

- その他 18%
- 脳腫瘍 8%
- 脳挫傷 13%
- くも膜下出血 13%
- 脳出血 21%
- 脳梗塞 27%

抗てんかん薬と抗血栓薬の併用

病床数60のリハ専門病院で抗てんかん薬と抗血栓薬（抗凝固薬，抗血小板薬）の併用状況を調べたところ表10のような結果が得られました。併用数は年平均4名（単年では2-7名），病床数に占める割合は年平均6.6％（単年では3-12％）でした。このことは抗てんかん薬と抗血栓薬の相互作用については常に忘れてはいけないことを示唆しています。単剤処方に関しては，抗てんかん薬の処方例は年平均が5.3名，病床数に占める割合が8.8％でした。抗凝固薬と抗血小板薬については，それぞれ，3.8名と6.3％，16.5名と27.5％でした。

表10 抗てんかん薬と抗血栓薬の併用状況（実態調査）

		調査時期別の症例数			
		2002年	2004年	2005年	2006年
単剤	抗てんかん薬（PB, PHT, VPAなど）	9	7	2	3
	抗凝固薬（ワーファリン）	4	4	4	3
	抗血小板薬（バイアスピリン）	15	14	17	20
併用	抗てんかん薬＋抗凝固薬	3	2	1	1
	抗てんかん薬＋抗血小板薬	4	1	1	3
	抗凝固薬＋抗血小板薬	0	2	0	1
	抗てんかん薬＋抗凝固薬＋抗血小板薬	1	0	0	1

注：抗てんかん薬略語（PB＝フェノバルビタール，PHT＝フェニトイン，VPA＝バルプロ酸）

索　引

あ行

亜鉛欠乏	83
アスピリン	12, 107
アスピリンジレンマ	112
インスリン	61
運動療法	57
栄養障害	2

か行

過活動膀胱	99
脚気	85
肝硬変	52
肝細胞癌	53
偽膜性大腸炎	76
胸水	28, 44, 45
起立性低血圧症	30
くも膜下出血	5
クロストリジウム・デフィシール	73
痙攣（症候性てんかん）	34
血小板機能検査	107
血小板減少症	90
血栓形成	104
血中濃度投与比（LD比）	114

下痢	4
高血圧	21
高血圧性心臓病	27
高血圧治療薬	23, 25
抗血小板薬	13
抗コリン薬	102
抗てんかん薬	35
国際前立腺症状スコア	96
骨粗鬆症と骨軟化症	69

さ行

在宅酸素療法（HOT）	48
残尿測定	102
止寫薬	74
シックデイ	59
障害受容	8
消化管運動促進薬	72
食事療法	56
褥瘡	78
徐脈発作	19
腎性貧血	50
心房細動	11
スルホニル尿素薬	58

脊椎圧迫骨折	67
前立腺肥大症	94

た行

脱水	2
多発性骨髄腫	68
炭酸ガスナルコーシス	47
タンニン (tannin)	74
低血糖発作	57
鉄欠乏性貧血	82
鉄剤	80
糖尿病	55
ドパミン	63

な行

尿意切迫感	99
尿失禁	99
脳梗塞	5
脳出血	5
脳卒中	1, 5

は行

パーキンソン病	4, 62
肺気腫	47
肺性心	46
バルプロ酸	38, 92, 113
ビスマス (蒼鉛)	74
ビタミン B1	84
ビタミン B3	86
ビタミン B5 (パントテン酸)	86
ビタミン B6	87
ビタミン B12 と葉酸	89
ビタミン D	89
ビタミン K	87
必須微量元素	81
頻尿	99
頻脈発作	17
ホルモン療法	93

ま行

麻痺性イレウス	70
慢性ウイルス性肝炎	53
慢性気管支炎	46
慢性心不全	43
慢性腎不全	49
慢性閉塞性肺疾患 (COPD)	46

や・ら・わ行

夜間頻尿	98
利尿薬	24
ワルファリン	12, 104

$\alpha 1$ 遮断薬	97
ADL	9
Barthel Index	9
GABA	39
INR	106
L-DOPA	64, 65
NYHA 重症度分類	43
PIVKA	53, 105
PSA (前立腺特異抗原)	93, 95
Shy-Drager 症候群	31

〈編著者紹介〉

時政孝行（ときまさ・たかゆき）

1981年久留米大学大学院修了。東海大学教授を経て，現在，久留米大学客員教授（生理学），きやま高尾病院院長，高尾看護専門学校校長。

〈共著者紹介〉

石松　秀（いしまつ・まさる）

1994年久留米大学大学院修了。久留米大学助手（医学部内分泌代謝内科学講座）を経て，現在，久留米大学准教授（医学部生理学講座）。

林　篤正（はやし・とくまさ）

1999年久留米大学医学部卒業。久留米大学助手（医学部泌尿器科学講座）を経て，現在，久留米大学大学院（個別最適医療系泌尿器科学・生理学）で排尿生理について研究中。

高齢者医療ハンドブック

2007年6月10日　初版発行

編著者　時　政　孝　行

発行者　谷　　隆　一　郎

発行所　（財）九州大学出版会

〒812-0053 福岡市東区箱崎 7-1-146
九州大学構内
電話　092-641-0515（直通）
振替　01710-6-3677

印刷／九州電算㈱・大同印刷㈱　製本／篠原製本㈱

© 2007 Printed in Japan　　　　ISBN 978-4-87378-947-7